演習問題で学ぶ
漢方薬処方マスター

証クリニック吉祥寺 院長 **入江祥史** 著

中外医学社

序

○漢方治療は「数者択一」

　漢方診療とは本来，患者の訴えにじっくり耳を傾け，本文中で述べたように漢方独自のやりかたでしっかりと診察を行い，漢方独自の理論に従って診断をし，個々の患者に応じて生薬（薬草のうち日本薬局方などで正式に薬と認められたもの）を選び，それらを漢方理論に従って組み合わせて処方するものです．患者は処方された漢方薬を家に帰って，コトコトと時間をかけて煎じたものを服用するのです．診察にも治療にも時間をかけ，大変ゆったりとしたペースで進む医療です．

　しかし，これは理想論です．医師のほうでは，現実の漢方診療，とくにそのほとんどを占める漢方保険診療では，外来に押し寄せる患者をそれこそ数分単位でどんどんさばかねばならないのです．手際よい診察といっても限度があります．患者のほうも，話はじっくり聞いてもらえないし，しかも彼ら自身も忙しくて，薬をゆっくり煎じている暇なんかありません．使える薬は漢方エキス製剤にほぼ限られてしまいます．

　となると，種々雑多な症状からキーとなるものを瞬時につかまえ，患者の「証」（しょう）（≒病態．本文を参照）を見抜かねばならないのです．処方についても，保険適応となっている多々ある漢方エキス製剤から「選択肢」をパッといくつか思い浮かべ，適切なものをいかに素早く選ぶかという作業が必要になります（患者も，漢方エキス製剤なら服用，携帯にも便利です）．これをわずか数分間でやらなければならないのです．

　さて，医師のこの作業は何かに似ていないでしょうか？…そう，これはまるで大学入試のセンター試験（それ以前は「共通一次試験」）のような「数者択一」ですね．漢方の場合は選択肢を自分で用意しなければなりませんが，それでも各メーカーの「漢方薬の手引き」や，それを一覧表にした，通称「下敷き」を見ながらであれば，多くの場合，選択肢はせいぜい3〜5処方に絞られるので，あとはその選択肢を吟味して絞り込み，「正解」にたどり着けばよいのです．

○漢方診療を身につける近道とは

　この本を手に取られる方であれば，「漢方薬の手引き」や「下敷き」は誰でも持っているはずです（なければ各メーカーにすぐにもらってください）．医師であれば，まったくの初心者でもそれを見ながら漢方薬を処方することは何とか可能です．しかし，それだけでは漢方理論抜きになってしまいますから，漢方治療とはもちろんいえません．

　ところで，漢方薬には似たものが多く，いかにその差を理解して使い分けるかが漢方治療のキモです．「この漢方薬でなくては」という場合もあれば，「どちらでもいい」という場合もあります．「あちらのほうがいいが，これでも何とかなる」という場合だってあります．本書では漢方理論を踏まえつつ，**各漢方薬の使い分けに焦点を当てています．**

　さて，本というのは，説明をだらだらと読んでいてもつまらないものです．頭にも大して残りません．漢方診療もなかなか上達しません．それよりも，実戦形式で問題を解き，解説を読む．さらにこれを繰り返すほうが，入試や国家試験を突破してきた医師にははるかに漢方学習の近道ではないかと思います．

　本書の記述方法を見て，「いきなり演習か？」と異論はあるでしょうが，先の話でもおわかりのように，漢方保険診療の実際は「数者択一」です．ですから，

**　　　　漢方保険診療が上達するには，「数者択一」力を鍛えればよい**

わけです．これが上達への最短距離なのです．「いきなり演習」をやってしくじっても，紙上演習ですからどんどん間違えても OK です．

　本書を乗り越えて，さらに本格的な漢方の学習に入っていただければ幸いですが，はたして，漢方を専門としない普通の医師にそれがどこまで必要なのかはわかりません．きちんとした「数者択一」ができれば，それは現代の漢方治療としては及第点をもらえるはずだと筆者は思います．

　　2011 年 10 月

　　　　　　　　　　　　　　　　　　　　　　　　　　入江　祥史

目　次

基礎編　　　　　　　　　　　　　　　　　　　1
（理論や診察に関する問題）

本編　　　　　　　　　　　　　　　　　　　33
（実際の治療・処方に関する問題）

各処方の考え方・使い方　　　　　　　　　179

漢方薬一覧　　　　　　　　　　　　　　　267

基礎編

(理論や診察に関する問題)

漢方は医学だ．現代医学と同じだ．

患者がいて医師がいるところも現代医学と同じだ．

患者とは病気を抱えた者，医師はその治療者だ．

病気には原因があり，患者の平素の体質により発症しやすさが変わる．病気は様々な病態をみせる．医師は患者の診察をする．診察の後で病気を診断し，患者の現在の容体を勘案しながら治療する．治療手段としては主に内服薬を使う．道筋は現代医学と同じだ．漢方も医療なのだ．

違う点は，漢方医学の理論が現代医学のそれとかなり異なることだ．だから，漢方薬を「片頭痛にはこの薬，胃炎にはこの薬」というように"現代医学的"に使うと，その効果が半減し，ときには全く効果がない．まぐれでピタリと当たることもあるが，同じような症状の別の患者には効かず，再現性に欠けることになる．これらの現象は，漢方と現代医学とでは，病気に対する考え方，診断・治療方針，薬の成り立ちなどがまったく違うのに，それを無視したために起こるのだ．

だから，漢方薬を使うのに，漢方医学の知識がまったくないでは済まされない．漢方と現代医学との違いについてよく理解して，漢方薬を使いこなしていただきたい．

現代医学を学んだうえに，さらにまったく違う概念をもつ医学体系を学ぶというのは，なるほど骨が折れることだ．しかし，ちょっとの努力で，あなたの診療の幅はうんと広がる．努力のし甲斐もあるというものだ．

すでに現代医学を学んでいるみなさんは漢方をそんなに恐れることはない．現代医学のほうが複雑で理解も難しい．

まずは，漢方とは，その理論とはどういうものか，いきなり問題を解きながら，「ふ～ん」と，まずは全体を摑んでほしい．本書ではあまり細かいことには触れていない．これくらい理解しておけば，エキス漢方による保険診療には事足りるだろうというレベルに抑えてある．

> **問題 A**
>
> 漢方について正しいのはどれか．
>
> 1. 漢方は日本古来の医学で，最近わが国のどこの医学部でも漢方医学教育が行われている．
> 2. 漢方を診療に取り入れている医師は，全体のわずか20％程度である．
> 3. 漢方薬は輸入品が多く，健康保険がきかないので高価である．
> 4. 漢方薬の成分と作用については，ほぼすべて解明されている．

解答と解説

　日本に漢方が伝えられたのは，おそらく遣隋使〜遣唐使の手によるものだから，もう1500年ほども前のことになる．隋ということはすなわち中国からである．"本場"中国ではいまでもこの医学が盛んだが，かの地では正確には漢方とはいわない．中医学という．漢方とは，日本（漢）の医学（方）という意味合いがある．江戸時代になって初めて"漢方"と名づけられたらしい．

　さて，漢方は中国からの輸入後，じつに様々な紆余曲折を経て現在に至っている．日本には2011年9月現在で80校の医学部医学科があるが，このなかで漢方について全く講義を行っていないところは，筆者の知る限りゼロである．どこも何らかの形で漢方医学を講義，実習などに取り入れている．よって**1. が正解**である．以下，すべて正解は本文中にのみ示す．各大学の中には「漢方医学講座」が設置されているところもいくつかある．

　漢方薬を使うこと＝漢方医学，とは全然いい切れないのだが，それでも漢方薬を何らかの形で診療に取り入れている（単に使っているだけというのも含む）医師は8割を超えている．したがって2. は×．漢方外来を設けている病院も増えてきた．

　漢方薬は，成分となる生薬（薬効のある薬草など）をほぼ輸入に頼ってい

る．主な取引先は中国である．これを国内の工場で加工して用いている．加工には，乾燥させて小口切りにしただけのもの（これは煎じ薬に用いる．"刻み生薬"，あるいは単に"刻み"とよぶ）から，さらに工場において水でエキスを抽出し，フリーズドライその他の方法で飲みやすく携帯に便利な形態にしたもの（"**漢方エキス製剤**"あるいは単に"エキス"とよぶ）まである．漢方エキス製剤は健康保険適応になるものが150種類ほどある．通常の漢方治療を行うにはまずまずの種類だろう．よって3．は間違い．「保険収載エキス漢方」が現在のわが国の漢方治療の大部分を占める．ちなみに薬価は1日数十円〜数百円と幅があるが，平均200円/日程度である．この3割が自己負担額である．これを高いと思うか安いと思うかは人それぞれだ．

　生薬は，それぞれの品目ごとに，あらかじめ決められた指標となる成分化合物（指標成分）がちゃんと含まれているかどうか，そしてその量が規定量に達しているかどうかによって，臨床に供することができるかどうかの判断を最終的に下される．"最終的に"と書いたのは，実は生薬の"目利き"のような経験的技術をもつ人がごく少数ながらおられ，まずは彼らが現地へ足を運び，五感を駆使して選定しているのだ．それを科学の眼が最終チェックしているわけだ．人の経験による選定方法は歴史的に決められてきたようだが，色調，香り，根の付き具合などを判断材料としているため，残念ながらおよそ科学的な選定とはいえない．

　したがって，すべての生薬について，代表的な指標成分はよく知られている．ところが，生薬は植物であるから，指標成分以外におびただしい種類の化合物を含むのは当然だ．つまり，成分がすべて既知であるわけではない．それどころか，毎年のように新しい成分がみつかっているくらいだ．したがって，それら成分の作用についても未知の部分が多い．よって4．は間違いである．漢方薬は，このように全貌がわからないものも少なくない．しかし，臨床効果が高いので，昔のままの形で（成分抽出や合成などを経ないで）用いられているわけである．

　もちろん，毒性については十分調査されているので，少なくとも国産メーカーのものは安心して用いてよいであろう．

問題B

漢方の考え方で正しいのはどれか．

1. 漢方には「病は気から」という考えがあり，すべての疾患は精神的なものと考える．
2. 漢方には感染症の考え方がなく，すべての疾患は体質の異常だと考える．
3. 漢方では，人体も自然の一部であり，自然界の動きと密接に関連があると考える．
4. 漢方は独自の理論と考え方をもち，他の医学とは相容れない．

解答と解説

後でも述べるように，漢方では「**気**」というものを重視する．というより，これは数学でいう数字，英語でいうアルファベットに相当するようなもので，漢方には不可欠である．しかし，その定義がなかなか難しく，「気」とは何ぞや？」ということを果てしなく追いかけている学者もいるとかいないとか….それでも，私たちは特別に数字やアルファベットを意識しなくても数学も英語もできるのだから，「気」をとくに意識しなくても漢方はできる．無視してよいということではなく，無意識のレベルで暗黙の了解で用いても日常診療では差し支えないのである．

さて，「病は気から」はともかく，"すべての疾患は精神的なもの"と考える習慣は漢方にはない．漢方の疾患観はもっと柔軟で，病気の原因を体外からくるもの，体内で発生するものに分け，後者は生活習慣の不摂生や精神的不安定からくるものなどを想定している．だから1.は間違い．

漢方でいう体外性病因については，ここでは詳しく触れないが，**傷寒，温病**などという概念がある．当然，現代でいう感染症の考え方も入っている．したがって「すべての疾患は体質の異常」によるものではないことの裏返しにもなる．2.は間違いである．

人体は自然の一部である．すべての科学がそう認めるように，漢方も同じ

である．とくに漢方には環境医学的な色彩が濃く，気候や地域，季節と疾患との関連についてたいへん重視する．まともに漢方を勉強しようとすれば，まずは気候や運気について学ばなければならないくらいである（運気とは何か…これは難しいし，非実用的なので本書ではあえて飛ばす）．よって**3. が正解**である．

　漢方は独自の理論と考え方をもつ．しかも結構きちんとしたものであるから，現代医学の考えだけで漢方治療を進めていくと"ドツボにはまる"のである．この点が漢方のよいところでもあり，やりにくい点でもある．しかし他の医学と相容れないのは理論だけで，実際の臨床では西洋医学に漢方が併用されている．したがって 4. は×である．漢方が西洋医学の取りこぼしをカバーしている感じである．

　しかし，漢方のみで解決できる範囲はそんなに広くはなく，その範囲は現代医学の発展により今後ますます狭くなると筆者は思うのだが，そうなると現代医学との併用こそが漢方の生き残る道なのかもしれない．

問題 C　漢方の考え方で間違っているのはどれか．

1. 漢方には表裏(ひょうり)という概念がある．それぞれ身体の外面，内側のことである．
2. 漢方には寒熱という概念がある．それぞれ体温の高低（発熱の有無）で区別する．
3. 漢方には虚実という概念がある．それぞれ体力の不足・充実という意味である．
4. 漢方には陰陽という概念がある．陽とは上であげた表・熱・実を，陰とは裏・寒・虚を総括する概念である．

解答と解説

　漢方の病気のとらえ方の一つに八綱分類がある．"八綱"とは8つの基準・綱目という程度のもので，次の表のようになっている．

綱目		意味
表裏 （病気の部位）	表	身体の表面，四肢に病気がある
	裏	身体の内側，内臓に病気がある
寒熱 （病気の性質）	熱	病気が温熱の性質をもつ，身体が熱をもっている
	寒	病気が寒冷の性質をもつ，身体が熱を失っている
虚実 （身体の「気」の量）	実	「気」（エネルギー）が満ち足りている
	虚	「気」（エネルギー）が不足している
陰陽 （上記を総括）	陽	表・熱・実などの性質をまとめてこうよぶ
	陰	裏・寒・虚などの性質をまとめてこうよぶ

　漢方の約束事であるからには，これくらいは頭に入れておこう．順次見ていくと，1. の表裏はこれでよい．正確には，体表・体内ではないのだが，実際こう考えても差し支えない．2. は寒熱をいう際に**体温は関係ないこと**をぜひ知っておいてほしい．発熱の有無で区別することはあっても，寒気がすれば，高熱であっても寒なのだ．体温そのものをうんぬんすることはなく，まして「何度以上は熱」ということもない．そもそも，漢方が成立したのは体温計も何もない大昔のことだ！　当然だ．よって **2. が間違い**．
　3. では，

　　　　虚＝体力の不足
　　　　実＝体力の充実

と答えれば，日本ではこれで百点満点だ．ここは日本だから，本書でもこれで"しぶしぶ"正答としておくが，実は中国では落第である．中国では，

　　　　虚＝Xの不足
　　　　実＝Xの充実

と考える．"X"が体力（または「気」）である場合に限り，日本式の答で合格なのだ．つまり，中国式には"X"には何でも当てはまる．「気」（生命活動を支える"エネルギー"とでもしておこう）が充実していれば健康，「気」が足りなければ不健康，というわけで日本式の正解にたどりつく．

陽とは上であげた表・熱・実を，陰とは裏・寒・虚を総括する概念であるが，これも日本式の"しぶしぶ正解"である．中国では，

　　　　陽＝エネルギー
　　　　陰＝物質

という考え方をするのだ．虚実と陰陽はご覧の通りややこしく，日本式と中国式で論争のタネである．ひどい話だが，飲み会でこの話が出て，ケンカになったという話もあるくらいだ．

　ここでは"入江式"で，双方をうまくまとめて，

　　　　陽とはエネルギーに満ち溢れた動的な状態（エネルギー）
　　　　陰とはエネルギーが少ない静的な状態（物質）

と考えておいてはどうだろうか．

問題 D　漢方の考え方で間違っているのはどれか．

1. 漢方には「気」・「血(けつ)」・「水(すい)」という概念がある．
2. 「気」とは主にエネルギーのことである．
3. 「血」とは血液のことであるが，血液循環のことも含む概念である．
4. 「水」とは経口摂取する水分のことである．

解答と解説

　漢方は既出の通り中国から導入したものだが，日本という国は何でも加工して血肉にしてしまうことに長けているせいか，漢方にも独自の発展をみることができる．たとえば，「気血水理論」である．もとになる考え方は中国にもあったが，吉益南涯（1750-1813）という江戸時代の医師がこれをうまく整理し日本式に取り入れた．人体の機能を大きく3つに分け，それぞれ「気」，「血」，「水」としたのだ．非常に大雑把なくくりかたであるが，現在の漢方でもこの考え方は踏襲されていて，有用だ．

　「気」については先にも出たが，簡単に一言でいうと「エネルギー」である．

「気」の作用	内容
温煦(おんく)作用	身体を温める
固摂作用	汗や血液が漏れ出るのを防ぎ，臓器の下垂や，血圧の低下，尿や便の漏れを防ぐ
推動作用	身体の諸器官を動かす．動力
気化作用	ものを変化させる．食物からエネルギーを取り出す
栄養作用	身体の諸器官に栄養を与える
防御作用	病気の原因が体内へ侵入するのを防ぐ

　物理ではエネルギー保存則というのを高校で習ったはずだが，エネルギーは形を相互に転換でき，閉鎖系では，形が変わっても総量としては一定に保たれるのであった．温煦作用は「熱エネルギー」だし，固摂作用は「位置エネルギー」みたいなものと考えておこう．推動作用は「運動エネルギー」？，気化作用は「化学エネルギー」？，栄養作用は？となるとわからなくなるが，大雑把なので気にしない．ただ，**すべての「気」のもとは飲食物**から得ている．1と2は正しい．

　「血」とは，問題文の通りであり，3.も正しい．

　　　　　　「血」≒血液＋血流

で，現在の循環器も含むというちょっと広い概念である．漢方では，「『気』から『血』が作られる」「『血』が『気』を養う」などというが，細かいことは気にしなくてよい．血流には動力（エネルギー）が当然必要であるし，栄養分は血流に乗って運ばれるのだから．

　4. が間違いである．漢方では，

　　　　　　「水」＝体液＋体液の流れ

のことである．体液とはいえ，汗や涙，尿までも含む広い概念である．

　ちなみに，「気」は問題Cでいう「陽」に，「血」＋「水」が「陰」に当たる．

問題 E

漢方でいう「気」について間違っているのはどれか．1つ選べ．

1. 「気」の量が不足すると，元気がなくなり，病気に罹患しやすくなる．
2. 「気」の量が不足すると，イライラが強くなり，精神状態が不安定になる．
3. 「気」の流れが悪くなると，喉の詰まり感や腹鳴が起こる．
4. 「気」の流れが悪くなり，ひどくなると動悸や感情の爆発が起こる．

解答と解説

　漢方でいう「気」の作用は前問の解説で示したとおりだが，理屈だけでは現実の役に立たない．では「気」の量やその流通が異常をきたすと実際にどういう症状を起こすのか，について本問では理解しておきたい．

　まず，「気」はエネルギーであるから，不足するとエネルギー切れとなる．元気がなくなり，また防御作用がなくなるので，1.のように元気がなくなり，病気に罹患しやすくなる．俗にいう「病は気から」というのはこのことで，気合いが足りないから病気になるという精神論のことではない．

　さて，元気がなくなるということは，怒る元気もなくなるので，イライラというよりは落ち込んで抑うつ的になる．精神状態は低めで安定（？）する．よって **2. は間違い**．そもそも，元気というのも「気」だから，「気」の量が不足＝元気がない，というのは容易に実感できるだろう．もっとも，漢方で「元気」といえば本来，先天性の「気」，親からもらって生まれた「気」，生命力のようなものを指すのであって，いわゆる現代の元気のように出たりなくなったりするというものではない．

　「気」の量が足りていると，今度は流れが悪くなるという問題が起こる．「気」の流れを邪魔する，もしくはせき止めるものにはいろいろあるが，前者の代表はストレスである．イライラするといろんなところで「気」が滞る（漢方では「気滞(きたい)」とよぶ）ので，そこで痛みや不快感，膨満感などの局所症状が

10　基本編（理論や診察に関する問題）

現れるとされている．気滞症状は女性では喉に，男性では腸に現れる傾向があるようだ．とくに，喉の気滞を漢方では「梅核気(ばいかくき)」といい，まるで梅の種が喉に詰まったようだという感覚から名づけられた．同じ表現が漢方の古典『金匱要略(きんきようりゃく)』にも出てくるが，ここで"喉に詰まる"ものは焼き肉になっており，「咽中炙臠(いんちゅうしゃれん)」という．どちらも漢方医ならだれでも知っているマニアックな用語だ．よって3. も正しい．

　気滞がひどくなると，「気」の流れは完全に閉塞し，しかも「気」の量は変わらないとすれば逆流し始める．これを気逆(きぎゃく)という．下水道のパイプが詰まっているのを想像してほしい．逆流するのであるから，胸は怒りでドクドクと脈打つし，「気」が頭に昇ってブチ切れたりするわけだ．よって4. は正しい．

問題 F

漢方でいう「血」，「水」について間違っているのはどれか．1 つ選べ．

1. 「血」の量が不足すると，現在の貧血のような症状をきたす．
2. 「血」の流れが滞ると，下痢しやすくなる．
3. 「水」の量が不足すると，いわゆる脱水症状のような状態になる．
4. 「水」の流れが滞ると，浮腫や下痢が起こる．

解答と解説

　「気」に比べれば，「血」・「水」はずっと理解しやすい．問題 D でも解説したとおり，「血」＝血液＋血流で，現在の循環器も含む広い概念であり，「水」＝体液＋体液の流れで，汗や涙，尿までも含む広い概念である．以上を頭において進むと easy な問題だ．

　さて，1. は「血」の量の不足である．貧血のような症状を当然きたすであろう．よって1. は正しい．ただし，「血流」の考え方が貧血には含まれない．

すなわち，漢方でいう「血」の不足は「血虚（けっきょ）」とよぶが，血虚は単に貧血症状で収まらないどころか，もっと幅広いものである．貧血≠血虚である．例えば，皮膚の血行が不足して乾燥肌になったり，爪がもろくなるし，視力が低下する…などの症状は，血虚であって貧血ではない．ちなみに「血」と下痢とは直接の因果関係はない．したがって **2. は間違い**である．血行が悪くなると，腸を潤す作用が低下するのでむしろ便秘しやすい，というのが漢方の考え方である．

さて，「血」の流れが滞るとどうなるか．現代では血栓ができやすくなるが，漢方でもそっくりの概念がある．こういう状態を「瘀血（おけつ）」といって，いかにも何かが淀んで，汚れがコビリついていかにもケガラワシイようなイメージを抱かせる用語だから，ぜひ何度か書き取り練習でもやって，覚えておいてほしい．瘀血というのは，巷でいうところの「血液どろどろ」状態と考えてもよい．血液の粘性が高くなって流れが悪くなっているのである．こういう瘀血の症状は，したがって末梢血管に出やすいのだが，太い血管にも起こりうる．四肢末端の冷え症から，心筋梗塞まで幅広い病態を惹起するのが瘀血である．

体液としての（＝漢方でいう）「水」が減ると，至る箇所で「水」の潤す作用がなくなる．これはすなわち現代の脱水である．だから 3. は正しい．

「水」の循環が低下すれば，末梢では「水」が停滞し，血管からの水分の逸脱で浮腫が起こる．現代も漢方も同じである．また，腸壁の浮腫が起これば下痢になる．よって 4. は正しい．…とこれだけで終わると，漢方でいう「水」の理解が浅くなってしまうので，ここで徹底的に理解を深めておこう．

漢方では，「気」・「血」と三つ巴で「水」を置いている．「水」は単純な作用をするが，滞るとやっかいだ．そういう状態を漢方では「水毒（すいどく）」という．「水」が体にとってよくないこと・悪さをするのだ．だから水がかえって毒となっているのだ．これもイメージしやすい用語なので，瘀血と合わせて覚えてほしい．水毒だと，浮腫になるし下痢はするし，そのほか頭部に「水」が溜まって，めまいや片頭痛を起こす．低気圧が接近し湿度が高くなると水毒になりやすい．水毒になっている人にはこういう天候は辛いものだ．

コラム　漢方用語は難しいが…

確かに，馴染みのない用語が，しかも漢字オンパレードで出てくるので難しく感じてしまうのだろうが，実は内容としては大したことはない．ここで出た「温煦」とか「固摂」などといった用語は覚える必要は全然ない．漢方用語で覚えておかなければならないのは，気・血・水，表・裏，寒・熱，虚・実，陰・陽，肝・心・脾・肺・腎，瘀血，水毒くらいのものであろう．あとは「ふーん，そんなものか」くらいの理解で十分である．たとえば，温煦は「温める」，固摂は「止める」または「引き上げる」で十分だ．

問題G

漢方でいう臓について正しいのはどれか．

1. 肝・心・肺・腎・膵の5つがあり，それぞれ現代の肝臓・心臓・肺臓・腎臓・膵臓と一致する．
2. 肝・心・脾・膵・腎の5つがあり，それぞれ現代の肝臓・心臓・脾臓・膵臓・腎臓と一致する．
3. 肝・心・脾・肺・腎の5つがあり，それぞれ現代の肝臓・心臓・脾臓・肺臓・腎臓と一致する．
4. 上記のいずれでもない．

解答と解説

漢方では臓や腑についての理解が求められることがある．むろん大切なことなのだが，あまり仔細にこだわっていても仕方がない．ここでまず知っておいてほしいことは，

漢方の臓は，現在の臓器とは直接関係がない

ということである．たまたま同じ名称を使うことがあっても，意味するところはそれぞれ違っていたりする．そもそも，西洋（現代）医学の臓器とは，まずモノがあった．解剖して得られたモノに名前をつけていったのが始まり

基本編（理論や診察に関する問題）　13

だ．つまり，臓器はモノの名称である．ところが漢方は違う．まず機能があった．身体にはいろんな機能があるが，その機能のうち同類のものを群としてまとめたものが臓なのである．つまり，

臓は機能

である．モノとしての臓器は，古代中国人だって眼にしたのだが，「これは心（という臓）の働きをつかさどるモノかな？ じゃあ心臓と名前をつけよう」てな具合に話が進んだのではないかと筆者は思う．こうして，心と心臓，腎と腎臓はめでたく「当たり」だったが，肝と肝臓なんかはハズレで，肝という機能の半分以上は肝臓にはなく，脳にあるということは後々わかることである．

ちなみに「臓」は"収蔵"の「ゾウ」である．ものを蓄えておく機能が共通してあるから，こう名づけられたのだろう．

さて，問題をみてみよう．臓には肝・心・脾・肺・腎の5つがあるという3.の記載は正しい．しかし，それぞれ現代の肝臓・心臓・脾臓・肺臓・腎臓と一致するのではないことは，上の説明で納得いくであろう．だから3.は間違い．臓≠臓器だから，1.や2.も間違いで，膵臓はあっても「膵」という臓はない．だからこれらも間違いで，**正解は4.** となる．膵臓の働きを担うのは，漢方では「脾」という臓である．詳しくは次問で．

問題 H

漢方でいう臓にはいろいろな機能があるが，次のうち間違っているのはどれか．1つ選べ．

1. 肝とは，主に現代の肝機能＋血流調整機能のことである．
2. 心とは，主に現代の心機能＋意識維持機能のことである．
3. 脾とは，主に現代の消化機能＋造血機能のことである．
4. 肺とは，主に現代の呼吸機能＋皮膚機能のことである．
5. 腎とは，主に現代の腎機能＋生殖機能のことである．

解答と解説

前問で触れた臓の，具体的な機能についてここで理解しておきたい．これも記憶する必要はほとんどない．大事なのはあくまでも，臓（機能）≠臓器（モノ）ということを理解することだ．くどいなと思うかもしれないが，あと後まで臓＝臓器，あるいは臓≒臓器という固定観念が頭から離れずに，現代医学にふりまわされて漢方がさっぱり身につかない，という人をよくみかけるからだ．そういう意味では，話は戻るが，「気」だって同じだ．「気」を気体と思い続けていると，しばしば耳にする「『気』は酸素じゃないのか？」という質問につながるのであろう．「気」はエネルギーである．

さて，臓とその機能を現代的に説明してみると，だいたい次の表のようになる．一応みておいてほしい．**くれぐれも覚えようとしないこと．**

臓	機能	およそ現代のどの臓器の機能に相当するか	関連する他の機能・器官
肝	1.「血」を蓄え流量を調節する 2. 思考・感情などを調節する	脳・肝臓	視力・筋・爪
心	1.「血」を循環させる 2. 意識を保つ	心臓・動脈系・脳	舌・味覚・構音
脾	1. 食物を消化・吸収する 2.「気」や「血」を作り出す	胃・食道・十二指腸・小腸・膵臓・脾臓・肝臓・骨髄	口・唇
肺	1. 呼吸を行う 2. 全身の「気」を循環させる 3.「水」を循環させる	肺・皮膚・鼻・リンパ・静脈系	皮膚・鼻
腎	1. 成長・生殖を調節する 2. 排尿（「水」の量）・排便を調節する	卵巣・精巣・前立腺・内分泌腺（副腎・甲状腺など）・腎臓・耳・生殖器・肛門	耳・骨・歯

現代の肝機能は主に脾に属す．**間違いは 1. である．**

問題1

漢方でいう腑について正しいのはどれか．

1. 胃・小腸・大腸・胆嚢・膀胱のことで，現代の同名の器官とほぼ同じものもある．
2. 臓と同様に，現在の器官とはまったく別物である．
3. 胃・小腸・大腸・胆嚢・膀胱以外に三焦(さんしょう)という腑もあるが，三焦は実体のない架空のもので，機能をもたない．
4. 脳や生殖器，眼，耳，鼻などの感覚器や骨，筋肉などは全く無視されている．

解答と解説

　漢方では，臓に収まりきれない機能を「腑」として考える（臓にくっ"付く"，"付"随するから「フ」なのだ）．大体，現在の胃・小腸・大腸・胆嚢などの消化器と，膀胱，子宮，卵巣，脳，骨などに相当する．とくに**胃・小腸・大腸・胆・膀胱・三焦**（後述する）を「六腑」とし，重視している．ちなみに，「五臓六腑に沁み渡る～」などという五臓六腑とは，ここからきた言葉だ．

　選択肢をみてみよう．1.は「ほぼ」の範囲をどう解釈するかで違ってくるが，胃・胆・膀胱の3つはほぼ現在のそれと同じと考えてよい．だから**1.は正解**とする．大腸もほぼそうだが，水分の吸収という作用はまだ想定されておらず，大腸といえばもっぱら排便だ．小腸は現在とちょっと異なり，胃から流れてきた消化された飲食物を「清」（＝栄養）と「濁」（＝カス）とに分け，「清」を吸収して「脾」の力で全身へ運び「濁」を大腸から排便するというのは現在とほぼ同じだが，余分な水液を膀胱へ送って尿とするという，現在の腎臓の機能を何と（！）小腸の機能に分類するという過ちを冒してしまっているのだ．大昔の話だから仕方あるまい．

　2.は"まったく別物"という点が違う．1.の解説を参照のこと．一部は重なるのだ．臓に比べて，腑は結構「袋や管の形をした器官」という形状，すなわち「モノ」としての器管にこだわっているように思う．

先に4. をみると，上で解説したように，生殖器などを"全く無視"しているのではない．付随的な腑として認めている．

ではここでやっと，三焦について説明する．じつは現在でも「三焦って何だ？」という議論はある．現在の何の機能に相当するのか？ リンパ系ではないかという説が多いように思うが，他の臓腑というものが胸腔・腹腔およびその周囲に限定されていて，とくに「腑」は形状に結構こだわっているということから，多分胸膜〜腹膜だろうという人もいる．ここでは「『水』の通り道」くらいに考えておこう．実体が何かは定かではないが，何か実在するものを指しているのは明らかで，機能もちゃんとある．よって3. は間違い．

まあ，漢方の本というので一応言及したまでだ．これ以上深入りする必要もないので，一度理解したら忘れてもらって結構だ．

問題J

漢方の診察について間違っているのはどれか．

1. 四診とは，望診・聞診・問診・切診のことである．
2. 聞診とは，患者の出す音（声，咳など）を聞いて診断することである．
3. 舌診は望診に含まれ，舌の様子をみて診断につなげることである．
4. 脈診とは，患者の脈を取り，その速さをみて診断につなげるものである．
5. 腹診とは，患者の腹の触診と全くイコールではない．

解答と解説

漢方では，器具や薬品などの補助を用いず，医師がすべてひとりで，自分の五感のみで診察を行う．視て，聞いて，臭って，触って診察する．さすがに味覚を用いることはない．そういえば，昔は医師が患者の尿を舐めて糖尿病と診断していたという話を聞いたこともあるが，現在はそういうことはもちろんしなくてよい．また，積極的に臭いを嗅ぐということもあまりしなく

なった．臭ってくるのを感じ取ればOKである．
●視る＝望診
　患者の局所の異常だけでなく，全体の健康状態，精神状態などの把握もこれで行う．いわゆる"パッと見"で受ける患者の第一印象（あくまでも医学的に）でもあり，その後の診察を進めていくうえで大局をはずさないため，非常に大切である．ボーっと全体を"ボー診"するつもりで診る．
　また，望診の一部に舌診（ぜっしん）が含まれるが，これは舌の状態を観察する，漢方独自の診察法である．こちらはボーっとせずに念入りに診る（後述）．
●聞く・臭う＝聞診（ぶんしん）
　音だけでなく，においで病態を当てるのも聞診である．ここは間違えやすいが，例えばお香は香炉を鼻にあてて「聞く」ものだということから，類推できるだろう．音は，大きく力強いものならば実証，小さくてfineなら虚証などとし，においは臭いのが実，あまり臭くないのが虚，などとする．
●訊く（尋ねる）＝問診
　耳で得るものには患者の話す"内容"もある．いわゆる問診だが，漢方は診断機器も何もないので得られる情報がただでさえ少ないため，問診を非常に重視することになる．根掘り葉掘り，病気に関係あることもないことも，訊いて訊いて訊き倒すのである．ただし，通常の漢方診療ではそんな暇はないので，聞きもらしのないように問診票を利用する．
●触れる＝切診（せっしん）
　漢方では"触診"とはいわない．手を刀に見立て，これを患者の手首や腹に当てて診ることからついたのか，あるいは漢字にもともとそういう意味があるのか，無学にして筆者は知らないが，漢方では「切診」という．患者の手首で脈をとって状態を診るのが脈診（みゃくしん），患者の腹を押さえたり軽く叩いたりして診るのが腹診（ふくしん）である．それぞれ後述するが，脈診では，脈の性状を細かく診るのであって，脈拍数だけが観察対象ではない．したがって，**4. が間違い**である．

問題 K

舌診について正しいのはどれか．

1. 舌の形を診て，「大きさ」によって患者の虚実を知ることができる．
2. 舌の色を診て，「赤み」によって患者の「血」の状態を知ることができる．
3. 舌の苔を診て，「厚さ」によって患者の寒熱を知ることができる．
4. 舌の裏を診て，「舌下静脈の怒張」によって患者の瘀血を知ることができる．

解答と解説

舌診は漢方独自の診察法である．先述のように望診の一部に含まれるが，舌の状態を観察することで患者の「気」・「血」・「水」の状態がよくわかる．主に次の表のようなことがわかる．よく考えればピンとくるものばかりなので，覚えようとしなくても自然と頭に入るはずだ．

要素	状態	意味
舌の形	やせている 普通 腫れて大きく，辺縁に歯の圧痕がある	「気」の不足 正常 水毒
色	白 ピンク 赤 紫	「血」が少ない 正常 熱 血行が悪い
苔の厚み	ない 薄い 厚い	水分の不足 正常 水分の過剰

苔の色	白	正常
	黄色	やや熱がこもっている
	褐色〜黒	熱がこもり水分が不足している
舌下静脈の様子	細くてまっすぐ	正常
	太くてどす黒くうねっている	血行が滞っている（瘀血）

表から明らかな通り，**正しいのは 4.** である．

また，これはいろんなところで指摘してきたのだが，歯ブラシなどで舌苔を除去してから受診する患者も最近では増えていて，せっかくの重要な診断根拠がひとつ抜け落ちてしまっていることがあるのだ．「苔が薄いから正常」とは思わないことだ．

問題 L

問診について間違っているのはどれか．

1. 漢方の問診は，いわゆる現代の問診と同じと考えてはいけない．
2. 漢方の問診は，一見訴え（症状）と関係のないところに焦点を当てて訊くことで初めて証がつかめる．
3. 漢方の問診は，微に入り細に入り聞くので，聞き落としがないように問診票を用いるのがよい．
4. 漢方の問診では，女性には訴え（症状）には関係なく必ず月経のことを尋ねるべきである．

解答と解説

引っかけ問題のようだが，いずれも漢方の問診の特徴をよく表した問題文だと思うので，よく味わってほしい．**間違っているのは 2.** で，漢方の問診は，一見訴え（症状）と関係のないところに「も」焦点を当てて訊くことで初めて証がつかめる「こともある」．こういう"奥深い（？）"ところへは，よほどうまく問診をしないと到達できない．普通は聞きもらすことになって

しまう．とくに現代の問診のように，診断へダイレクトに関係していそうな部分の問診だけではだめだということだ（1. は正しい）．とくに女性は，身体の様々な異常が月経に反映されることが多い．なぜならば，月経というのは漢方では，様々な要素が整って初めて順となるものと理解されているからである（4. は正しい）．だからそれらの訊きもらしをあらかじめ防ごうと，利用されるのが問診票である（3. は正しい）．よく練られた問診票は訊きもらしをなくす．

　漢方の施設では詳しい問診票を用意しているところが多い．10 ページ以上も書かせる施設もあり，書くほうも大変だろうなあ，書いていて中ダルミとか尻切れトンボとかにはならないのかな，と余計なお世話であるが思ってしまう．筆者の勤務先の問診票は 1 枚の用紙の裏表だけで，実物をご覧になりたい方はホームページからダウンロードしてください．

http://www.akashi-clinic.com/img/question.pdf

問題 M

腹診について間違っているのはどれか．

1. 腹壁（腹直筋）の緊張があれば，それは患者の体力が強い（実証である）ことを示している．
2. 肋骨弓下を押さえて患者が痛みや不快を訴える際，ストレス反応の一種であることが多い．
3. 臍の横や下などに圧痛がある場合，血行不良（瘀血）であることが多い．
4. 臍の上下に動悸を触れることがあるが，水毒であることが多い．

解答と解説

　腹診では文字通り患者の腹を触って診断するが，ポイントが 4 つある．それぞれについて少し詳しく述べる．

① 腹筋（腹壁全体）

医師はまずおもむろに，掌全体で患者の腹全体を軽く撫でる．これでまず熱の有無（局部の冷えも）を診る．それから，何より大事なのが，**腹力＝お腹全体の力（≒体力）**と緊張の程度だ．とくに緊張は，冷えているとき，痛みがあるとき，精神的緊張があるときにみられる．よって**1. は間違い**である．

② 肋骨弓の下部

肝臓の触診と同じようなことをやる．右だけでなく左にもやる．ここに第2〜4指の3本の指先を揃えてズブっと（ゆっくり！）押し込むのだ．患者が不快感や痛みなどを訴えれば「**胸脇苦満**(きょうきょうくまん)」といって，ストレスや慢性の炎症があるということを示唆し，小柴胡湯など柴胡という生薬を含む処方（"柴胡剤"と称される）の適応と考えられている（図1）．有名な所見だ．まあ，名称は覚えなくてもよいが．よって2. は正しい．

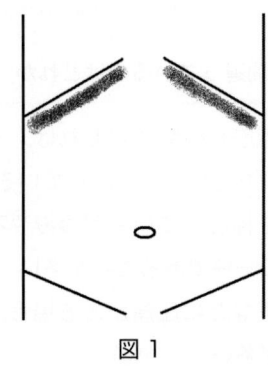

図1

③ 臍周囲

圧痛と血管の**拍動**とをみる．臍からみて3時，6時，9時のところに圧痛やシコリがあれば，瘀血があるとする（図2）．また，臍の上下で下行大動脈（あるいは腎動脈？）の拍動を触れることがある（図3）．これは「気」の逆流や「水毒」などととらえる．よって，3.，4. は正しい．

22　基本編（理論や診察に関する問題）

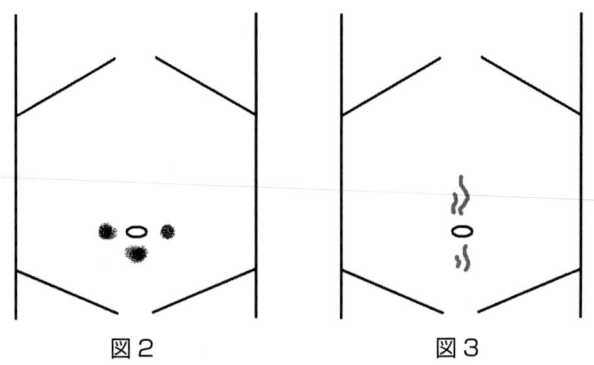

図2　　　　　　　　図3

④　下腹部

　臍の真下，両腹直筋の隙間がペコンと力なく触れることがある．これは小腹不仁（図4）といって，「腎」の力が弱いと判断する．鼠径部，回盲部附近に圧痛やシコリがあれば（図5），これも瘀血だ．また，臍から鼠径部にかけて筋が張って，抑えると痛む場合がある（図6）．①に準ずる．

　患者の腹に触れる前に，まず全体をよく観ておくのはいうまでもない．

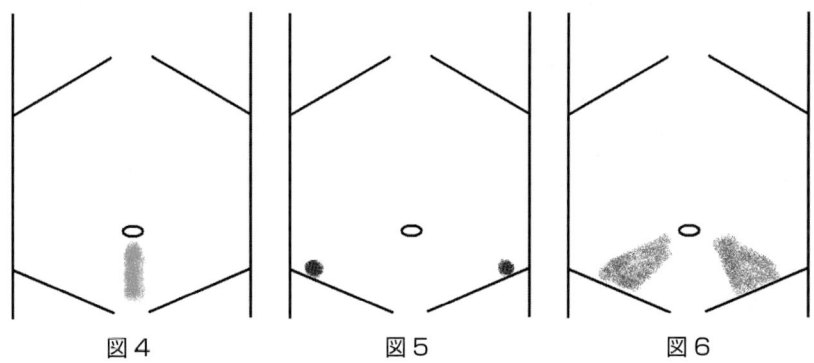

図4　　　　　　図5　　　　　　図6

基本編（理論や診察に関する問題）

問題 N

脈診について間違っているのはどれか．

1. 患者の脈を診るときは，両手の3本の指で左右の橈骨動脈を触れるようにする．
2. 力を入れなくても脈を触れる場合，病気が表にあることを示す．
3. 力強く脈を触れる場合，患者の体力がある（実証である）と考える．
4. 深く押しこんでやっと脈を触れる場合，血行不良であることが多い．

解答と解説

　脈診で診るべき最も大切なことは，「気」の虚実である．つまり，簡単にいえば脈が力強いか弱いか，という点である．下に書いたように，脈診は本来非常に複雑・煩雑で，たぶん漢方の診察技術のなかでは最も習得が困難だと思うが，ここで忘れてはいけないことがある．我々は（とりあえず）エキス漢方を使いこなせればよい．だからといっては語弊があり過ぎるのだが，そんなに**詳細な脈診はできなくてよい**．むしろ，細かすぎるところでしくじって，大きな判断をしてしまうことの愚に気づいてほしい．細かいことはどうでもよい．大局をはずさないことだ．繰り返すが，**脈は強弱を判断すればほぼ足りる**．これでよいのだ．

　さて脈のとり方であるが，

① まず患者の両手を，掌を上向きにして差し出させる．
② 図7のように第2～4指を揃えて患者の橈骨動脈に当てる．中指が橈骨突起に当たるように．すると示指は患者の手関節すれすれのところにくる．医師の左手で患者の右手を，右手で左手を，それぞれ握る．
③ 母指は患者の腕を下から支えるように添える．
④ これで患者の手首を握り込むような感じで，脈を調べる．

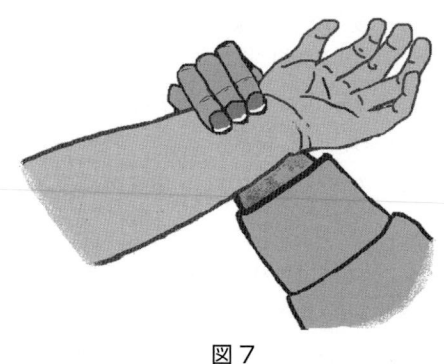

図7

　これでそっと触れたり，ぐっと深く握り込んだりして，患者の脈の触れかたを診るのだが，そっと触れただけで拍動を触れるのを「浮脈」あるいは「浮いた脈」，「脈が浮いている」などといい，深いところで触れる脈を「沈脈」あるいは「沈んだ脈」，「脈が沈んでいる」などという．表現はどうでもよいから，内容を理解することである．

　そうはいっても，先ほど「脈は強弱を判断すればほぼ足りると書いたのだから，片手でもわかるではないか」という質問は立派だ．その通り！　それだけならば片手でよい．両手で診るのはより専門的な場合である．今の段階では不要かもしれないが，左右の脈に差がある人も少なくないので診ておくにこしたことはない．

　さて，そうはいってもせっかくの機会だから，不足するところを少し補っておこう．これくらい判別できればほぼOKであろう．

要素	脈名	どんな脈か	意味
1. 位置	浮脈	浅く触れる脈	表に病がある
	沈脈	深く触れる脈	裏に病がある
2. 脈拍	遅脈	遅い脈	寒を帯びている
	数脈	速い脈	熱を帯びている

3. 勢い	虚脈	勢いの弱い脈	気が虚している
	実脈	勢いの強い脈	気が実している
4. 太さ	大脈	太く触れる脈	気が実している
	細脈	細く触れる脈	気・血が虚している
5. 緊張度	緊脈	ぴんと張った脈	寒を帯びている・ストレス状態
	緩脈	やわらかい脈	正常

　選択肢をみてみよう．1. は上の説明で正しいことがわかる．2. は浮脈のこと，3. は実脈のことで，表より正しいことがわかる．4. は沈脈のことで，血行不良とは直接関係がないから間違い．よって**解答は 4.** である．

コラム　漢方の診察

　エコーが登場したときに，「これで心臓の聴診は不要になった」とのたまった人がいたとかいないとか．文明の利器が出てくると，それまでのやり方が途端に古臭くなり，それをないがしろにする傾向が人間にはある．そうして，それまでにはあるいはもっていた能力を退化させてしまう．

　漢方でも同様だろう．漢方では，医師が五感のみに頼って所見をとるので，血液検査や画像などのデータに頼り切っている現代の医師にはなかなか辛いものがある．自分の五感がてんで当てにならないのだ．漢方医でも，腹の圧痛くらいは区別できるとしても，とくに脈の微妙な所見については自信がないという人が多い．

　中医学では，脈は最低 24 とか 28 種類を弁別せよという．料理の火加減だけで何十種類もある国の医学だから，脈診に要求されるレベルも高いのだが，実際のところそんなに細かい区別は不要である．というより，そんなに細かい区別は不可能だ．筆者にもとてもできない．たぶん普通の日本の医師には無理だ．そんなことに躍起になってもならなくても，治療の大勢に影響はない．本書のレベルは十分クリアできる．

問題 0

漢方では「病名」ではなく「証」を大切にする．証について正しいのはどれか．

1. 証とは個々の自覚症状，あるいはそれらを総括してわかる，その患者の総合的な訴えであり，いわゆる「病名」とは異なる．
2. 証とは他覚的所見をもとにして得られる，その患者の総合的な状態であり，いわゆる「病名」とほぼ一致する．
3. 証とは自覚症状と他覚的所見のすべてを組み合わせ，その患者の状態を総合的に判断したもので，いわゆる「病名」とは異なる．
4. 証とは自覚症状と他覚的所見を取捨選択し，その患者の状態を総合的に判断したもので，いわゆる「病名」とは異なる．

解答と解説

　漢方では，医師がすべてひとりで，器具や薬品などの補助を用いず，自分の五感のみで診察するのだった．そうやって得た情報がたくさん医師の手元にあるわけだ．その情報は，たとえていうなら底引き網でかっさらった魚の群れであり，鉱山から掘り出した砂礫であったりする．このなかから目当てのものを篩い分けなければならない．不要なものや，逆に判断を惑わせるものが混じっていたりするのだ．そうやって選別した情報を組み上げて，ひとつの複合体を作る．これが証である．

　だから，証は病名ではない．「**証とは症候複合である**」と喝破した先生がかつておられたが，その通りであると筆者は思う．

　では選択肢をみていこう．1. は一見正しいが，自覚症状にしか言及していない点が間違い．他覚的な所見がかなり重要なのだ．2. も同様で，自覚症状も大切である．これも間違い．3. は，自覚症状と他覚的所見の「すべて」を用いるのではない．玉石混淆から必要なものを選択して採用すべきである．

よって3.が間違いで**4.が正解**となる.

> **問題P**
>
> 漢方薬について正しいのはどれか.
>
> 1.「○○病にはこの漢方薬」という使い方は本来間違っている.
> 2. 漢方薬は,患者を総合判断して証に従って用いるべきであり,一部の症状だけに着目して用いても効果がない.
> 3. 証と用いるべき漢方薬は1対1に対応しており,それ以外の漢方薬を用いても効果がないことがわかっている.
> 4. それぞれの漢方薬は組成(構成する生薬)が昔から決まっており,確固たる理論のもとに作られているので,他の薬を併用してはいけない.

解答と解説

　これまでに述べてきたことの総点検(?)である.

　漢方は,現代医学ほどではないけれども,それなりにきちんとした理論,理屈があって,診断もそれに則って行い,診断結果(すなわち症候複合)が証であり,これはいわゆる病名とは違うのであった(問題O).だからその処方も証にしたがって行うのである.だから1.はこの通りで,「○○病にはこの漢方薬」という使い方は"本来"間違っている.よって**1.が正解**.

　これにより,2.も前半は正しいことになる.しかし,ここが漢方の面白いところで,一部の症状(あるいは病名)だけに着目して処方してもめざましい効果を発揮することもある.たとえば,「こむら返りに芍薬甘草湯」というナントカの一つ覚えで投与しても,6割くらいの方にはよく効く.よって2.は間違い.

　さて,漢方には**方証相対**という言葉がある.薬(つまり処「方」)と証とがぴったり対応するという意味であるが,これはある証に対して,それにぴったりあった処方がありますよという意味である.たとえば,色白で華奢な女性が冷える…となるとそれは当帰芍薬散がよく効くケースに相当するから,「そ

れは当帰芍薬散の証でしょう」などという．このように方・証を鍵と鍵穴にそれぞれたとえる人もいるが，そもそも漢方治療はそんなに厳密なものとも言い難い．1対1とまではいえない．方証相対は何だか，無理やり（記憶しやすいように）作り上げられたもののような気もする．事実，「当帰芍薬散の証」の患者に，当帰芍薬散でなくても，当帰建中湯でも，小建中湯でもよいことはしょっちゅう経験する．よって3．は間違い．

　漢方治療をやっていて実際に問題になってくるのが，他薬の併用である．併用はダメだとする学派もあるが，基本的にOKである．4．は間違い．筆者の外来でも，漢方薬単独（つまりエキス製剤1種類のみ）で治療している人は半分位であろうか．だいたい2〜3種類を混ぜて使っている．患者の病態というのはそんなに単純ではなく，きちんと対応しようとするとこれでも足りないのかもしれない（煎じ薬だと全部一括すればよい）．ただし，併用はOKなのだけれども，それぞれのエキスにどんな生薬がどれだけ入っているのか，生薬に関する知識がかなり要求されるので，初心者にはお勧めしない．とくに気をつけなくてはならないのが，同じ生薬がダブること，とくに甘草のダブりである．これは後の問題で扱うのでここでは省略する．

　ちなみに，現代の薬との併用も非常に頻繁に行われている．問題になる併用例は少ないので，全て記憶に止めておくとよいであろう．具体的には次のとおりである．「インターフェロン＋小柴胡湯」以外は理屈で考えればわかるものが多い．

一般薬との併用に注意すべき漢方製剤

薬剤名	症状	メカニズム	該当する漢方薬
●インターフェロン製剤	間質性肺炎が起こり，死亡などの重篤な転帰に至ることがある	不明	小柴胡湯（禁忌）など
●グリチルリチン酸およびその塩類を含有する製剤 ●ループ系利尿剤 　フロセミド 　エタクリン酸 ●サイアザイド系利尿剤 　トリクロルメチアジド	偽アルドステロン症があらわれやすくなる．また，低カリウム血症の結果としてミオパシーが現れやすくなる	甘草中のグリチルリチン酸および利尿剤は尿細管でのカリウム排泄促進作用があるため，血清カリウム値の低下が促進されることが考えられる	●甘草含有製剤 黄連湯，甘麦大棗湯，桔梗湯，芎帰膠艾湯，桂枝人参湯，五淋散，炙甘草湯，芍薬甘草湯，小柴胡湯，小青竜湯，当帰四逆加呉茱萸生姜湯，人参湯，排膿散及湯，半夏瀉心湯など
●エフェドリン類含有製剤 ●モノアミン酸化酵素（MAO）阻害剤 ●甲状腺製剤 　チロキシン 　リオチロニン ●カテコラミン製剤 　エピネフリン 　イソプレナリン ●キサンチン系製剤 　テオフィリン 　ジプロフィリン	不眠，発汗過剰，頻脈，動悸，全身脱力感，興奮などが現れやすくなる	麻黄中のエフェドリンおよび類似物質により，交感神経作用が増強されることが考えられる	●麻黄含有製剤 越婢加朮湯，葛根湯，葛根湯加川芎辛夷，五虎湯，五積散，小青竜湯，神秘湯，防風通聖散，麻黄湯，麻黄附子細辛湯，麻杏甘石湯，麻杏薏甘湯，薏苡仁湯など

問題Q 漢方薬の服用について正しいのはどれか．

1. 効果が出るまでに何カ月もかかるので，飲み続けることが大切だ．
2. 穏やかに作用するので，多少副作用が現れても経過をみているだけでよい．
3. 小児や妊婦，高齢者にも安心して用いることができる．
4. 降圧剤や血糖降下剤など，一般の医薬品と併用するのは全く構わない．
5. いずれも正しくない．

解答と解説

　漢方薬には様々な誤解がある．まず，効果が発現するまでに何週間～何カ月とかかるのではないかということだ．そんなはずがない．感冒なんか薬がなくても数日で自然治癒してしまうし，急性の下痢を止めるのに週単位の時間がかかるのなら誰も漢方薬なんか使わない．漢方薬には「分単位」で効いてくるものもある．1. は間違い．

　漢方薬は薬なので，薬理の勉強を少しでもやった人ならば当然知っているはずだが，どんな薬にも副作用がある．**漢方薬にも副作用がある**．ただし軽めのことが多い．多くの場合はノンビリと構えていてもそれほど問題はないが，なかには間質性肺炎を起こすものや，その他にも薬である以上何が起こっても不思議ではないので，あらゆる事態を想定しておかねばならない．よって，ボーッと観察しているだけでは不十分である．2. は間違い．

　大黄や牡丹皮，桃仁などは妊婦には用いないのが原則である．流早産をきたしやすいからだ．その他の薬も，薬である以上，催奇形性など胎児への影響が皆無とはいい切れない．現在のところ報告例はないが，そういう事象がないということにはならない．そして漢方薬が多成分系であって，それぞれの作用がいまだ不明な点が多いものである以上，妊婦には不用意に投与しないことである．もちろん，用いなければならない際は，「利益と不利益とを

勘案して」使用に踏み切るべきだが，はたして漢方薬を妊婦に投与しなければならない場合がどれほどあるだろうか．3. も間違いである．単一成分からなる現代医薬品のほうが，この方面に関してははるかによく研究されていてデータも多いので，むしろ安全といえるだろう．

　一般の薬と漢方薬との併用については，今のところ大きな問題が生じているのは**小柴胡湯**（しょうさいことう）＋インターフェロンの例くらいである（前述）．しかしこういう例があるにはあるわけで，「全く構わない」というわけではない．4. も間違いで，したがって**答は 5.** となる．

本編
(実際の治療・処方に関する問題)

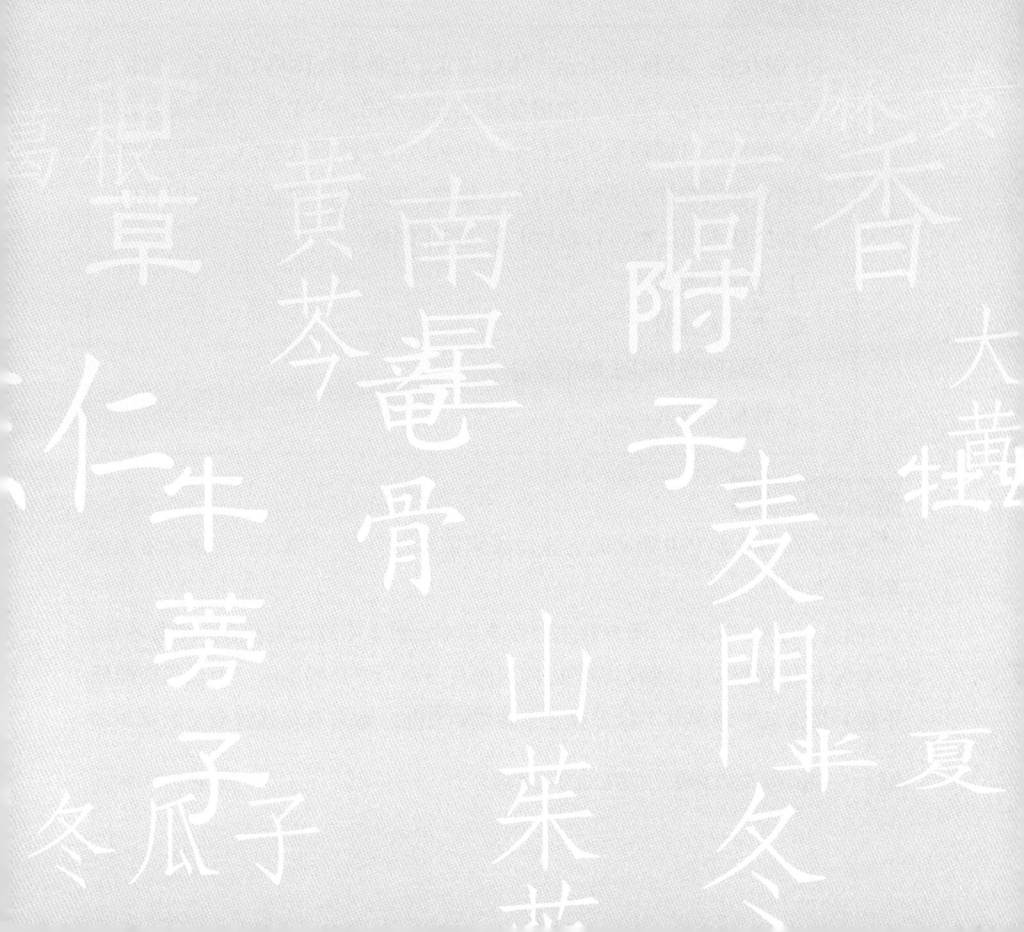

いよいよ実戦形式で実力をつけてほしい．

まず，問題文をよく読んで，症例がどんなものか，どんな処方がよさそうか，と考えてほしい．まだ処方選択に慣れていない人も多いだろうから，漢方薬メーカーの「手引き・下敷き」を見ながらやってもらってもよい．巻末に，よく使う漢方エキス製剤の成分生薬の配合，各成分生薬の主な作用に関する説明，処方の効果・効能をまとめたので，「手引き・下敷き」の代わりに用いてもよい．まずはどんどん進めてみることだ．

選択肢には，迷いやすいもの，間違いやすいものなどを並べた．

解答と解説 では，単に正解にたどり着く方法だけでなく，繰り返して解く際の"道草"をも多少用意した．

問題 1

25歳女性．身長154cm，体重40kgと華奢な体格である．常に冷えているが，とくに冷房などで手足が冷えやすく，冷えると頭痛や腰痛，月経痛もきたしやすいという．浮腫はない．この患者に最も適当な漢方薬はどれか．なお，問題文に記載された以外の異常は基本的にないものとする（以下同様）．

1. 当帰芍薬散
2. 十全大補湯
3. 当帰四逆加呉茱萸生姜湯
4. 桂枝茯苓丸

解答と解説

筆者が漢方をかじり始めたときにまず驚いたのが，「冷え」を訴える人の多さであった．

「冷え」というのは，漢方外来でおそらく一番よく耳にする訴えであろう．もともと筆者は甲状腺が専門の内科医だったので，橋本病（甲状腺機能低下症）による"寒がり"はときどき診ていたし，もちろん感冒やインフルエ

34　本編（実際の治療・処方に関する問題）

ンザなどの際の悪寒も診ていた．ただ，「冷えるんです」という症状はあまり耳にしなかったし，していたとしても気にも留めていなかったのだ．

「何でみんなこんなに冷えを訴えるのだろう？」

そのうち，冷え患者の激増の原因が，筆者が『漢方』を看板に掲げたからだと気づいた．患者さんのほうが賢くて，"冷えには漢方"ということを知っていたのだ．ちなみに筆者は，アトピー性皮膚炎とか膠原病とか，神経変性疾患などの難病治療を目指して漢方を始めたので，「冷え」という漢方外来ではごく一般的な訴えがあるということ自体，最初は不思議でたまらなかった．「冷えるのなら，1枚多く着ればいいのでは？」と思ったし，そもそも「えっ，そんなことで病院にかかるの？」，「そんなのは病気ではないだろうに，なぜわざわざ治療を受けにくるのだろう？」と思っていたくらいだ．

さて，本題に入ろう．「冷え性」，「冷え症」もよく使われるキーワードで，それを反映してかどうか知らないが，「冷え」に使える漢方薬は，漢方メーカー「ツムラ」などの使用手引きをみると，なんと20種類ほどある．使用目標のところに「冷え」，「冷感」などというキーワードが入っているもののことである（もっとも，そういう言葉が入っていない薬が冷えに使えないということではない）．どれでもよいわけはないので，使い分けるのである．

このなかで，「手足の冷え」，「冷えると頭痛や腰痛，月経痛」となると，一気に候補を絞り込むことができるのだが，じつはこのキーワードはほとんど3．当帰四逆加呉茱萸生姜湯の使用目標そのものになってしまう．だからこれが正解である！…しかしこれではアンマリなので，本書では漢方的な説明も加えつつ，「なぜその漢方薬を選ぶのか」，「その漢方薬でなくてはならない理由は何か」というポイントについて学んでみよう．

 1．当帰芍薬散は，当帰・芍薬・川芎という，血行を改善する生薬3つに，沢瀉・茯苓・白朮という，水分代謝を改善する生薬3つが合わさったものである．よって，「血行不良＋浮腫」の改善に用いられる．本例では浮腫はないので，適応から外れる．使ってはいけないというわけではないが，少なくとも最適とはいえないので，ここでは外れるだろう．

 4．桂枝茯苓丸も当帰芍薬散に若干近い薬である．桂皮・芍薬・桃仁・牡

丹皮という血行改善剤4つ（とくに桃仁・牡丹皮は強力！）に，水分代謝調節剤の茯苓が加わったものであり，血行不良による「手足の冷え」くらいならまだ守備範囲だが，残念ながら温める作用がそれほど強くないので，冷房などの冷えで起こる頭痛や腰痛にはじつはあまり効果がない．したがってこれも×だ．

2. 十全大補湯(じゅうぜんたいほとう)は，桂皮・当帰・芍薬・川芎・地黄という血行改善剤に，水分調節剤の茯苓・白朮が加わり，さらに元気を補いつつ消化を整える人参，甘草，黄耆が入った薬である．手足の冷えによいが，血行改善作用は桂枝茯苓丸よりも弱いし，温める作用もあまりない．これも×だ．

3. 当帰四逆加呉茱萸生姜湯は，当帰・桂皮・芍薬という血行改善剤に，大棗・甘草・木通という消化機能改善剤が入るまでは上の各処方とさほど違いはないが，生姜・呉茱萸・細辛という「温める薬」が3つも加わるところがミソなのである．呉茱萸・細辛は実際まずくて飲みづらいのだが，この症例のような常に冷えている女性には，たとえまずくても喜ばれることが多い．まずいと感じない人が多いのも不思議だ．必ずしも"良薬口に苦し"というわけではない．**3. が正解**だ．

なお，当帰四逆加呉茱萸生姜湯の使用目標には浮腫はないが，あっても用いてよい．むしろ，この処方に含まれる甘草で浮腫が出る人もたまにいる．甘草を多量（1日あたり3g以上）含む処方，あるいは甘草を含む処方同士を併用する場合には，このあたりを知らずにうっかり用いると，「なぜ浮腫が出るんでしょうね？」ということになるので要注意だ．

コラム　漢方薬の背番号とは？

漢方薬を番号でよぶ人が多い．名前が漢字で面倒くさいというのもあるだろうが，漢方薬には，同じ名前の処方であれば，メーカー間でほぼ共通の番号がふられているのだ．葛根湯は"1"，加味逍遙散は"24"というふうに．どういう基準でこうなったのかは知らない．頻用される順ではないようだが，若い番号の処方はよく用いられる傾向にある．

よくみてみると，小青竜湯（19）に対して苓甘姜味辛夏仁湯（119），八味地黄丸（7）に対して牛車腎気丸（107）など，何らかの関連性をもってつけられているのは確かだが（以上はこの本を読み進めていけばわかる話だ），それを探っても大して臨床の腕の上達には関係なさそうだから，話はこれくらいにしておく．

ただし，東洋薬行というメーカーだけは，あいうえお順に番号をふっているので，たとえば安中散が"1"である．番号だけでよぶと間違いもありうるので，やはりちゃんと名称でよぶべきだろう．

問題2

67歳男性．身長164cm，体重48kg．10年ほど前から下半身が冷えるようになり，靴下を履いて就寝することが多い．逆に顔はほてることがある．尿が近い．下痢もときにあるが胃は丈夫なほうであるという．この患者に最も適当な漢方薬はどれか．

1. 六味丸（六味地黄丸）
2. 八味地黄丸（八味丸）
3. 牛車腎気丸
4. 桂枝茯苓丸

解答と解説

　高齢の男性で下半身が慢性的に冷える…ここまででぜひ八味丸（八味地黄丸）を思い浮かべてほしい．これに「夏でも靴下をはいて寝る」なんて言葉が続くと，間違いなく（ほぼ）八味丸だ．条件反射ででも出てくるようになってほしい！．よって**正解は 2.** である．
　ところで，選択肢にある六味丸（六味地黄丸），牛車腎気丸というのは八味丸の仲間である．どう違うのか．ちょっと長くなるが説明してみる．
　巻末の付録をみるとおわかりだろうが，この 3 処方の違いは簡単にいうと，

> 六味丸（六味地黄丸）＋桂皮＋附子
> ＝八味地黄丸（八味丸）＜六味丸に温める作用を付加＞

であり，

> 八味地黄丸＋牛膝＋車前子
> ＝牛車腎気丸（いわゆる"十味丸"に相当）
> ＜八味地黄丸の下半身の血行を上げる作用・利尿作用を強化＞

である．
　六味丸は，地黄・山茱萸・茯苓・沢瀉・山薬・牡丹皮からなる．古典的・漢方的には非常に意義深い処方であるが，実際には使い方が結構難しい処方だ．
　まず地黄・牡丹皮が熱を取る．山茱萸・山薬が消化液・体液（つまり「水」）の分泌産生を促進する一方で，頻尿や尿漏れを改善する．茯苓・沢瀉（とくに後者）には利尿作用があり，これはかえって尿の出にくい状態によい．浮腫が改善する．漢方薬はこのように相反する作用をもつと思われる生薬をわざと組み合わせている（としか思えない）処方が非常に多い．しかし，正反対というわけではなく，おそらく作用部位が異なるものと思われる．茯苓・沢瀉は腎前性〜腎性に作用するのであろうし，山茱萸なんかは膀胱に効くのだと思う．山薬は大腸からの「水」の吸収を上げるのであろうか，止痢作用もある（というかそちらの方が有名）．だから，"相反する"というわけで

はない．片方がもう片方の行き過ぎを別の部位でコントロールしているとでもいえばよいだろうか．

六味丸は，むしろ「八味丸－（桂皮＋附子）」として登場するのが歴史の流れであり，その八味丸はいまから1,800年ほど前からこの世にある（六味丸は約1,000年前から）のだから，薬理も何もない頃に，この辺の作用の違いをかぎ分けながら薬を選び，処方を組み立てた先人の観察眼，知識というものはいったいどれだけ凄いのだろうかと感服してしまう…．

さて，6-8-10味丸，どう使い分ければよいのか，ここで検討してみよう．本症例のキーワードは「高齢の男性」，「下半身の冷え」，「尿が近い」，「下痢」である．六味丸は「尿が近い」のにはよいが，残念ながら冷えを改善する力はない．この作用は，六味丸には含まれない桂皮＋附子がもつからだ．つまり，**六味丸→八味丸になってはじめて冷えに効くようになるのである**．牛車腎気丸ももちろん八味丸を含むのでこの症例にも効くだろうが，牛膝は下肢の血行を上げ，車前子は利尿作用があるだけで，この症例では別に必要ではない．だから，必要十分で八味丸を正解とする．

ところで，八味丸では地黄・牡丹皮などが「熱を取り」，桂皮・附子が「温める」とはどういうことだろうと首を傾げたくなりはしないだろうか．これは簡単にいうと，

八味丸は上半身を冷まし，下半身を温める

のである．具体的には，下半身の血流が減少して上半身へ過剰となっている状態（上熱下寒という）に用い，血流を下半身へ回すことで下半身を温め，上半身を冷ますようなものである（注：医学的に証明されてはいない）．

さて，「胃は丈夫」とわざわざ書いてあるのは何か意味があるのだろうか．これについては実は大いに意味があるのだ．六味丸類は地黄を多量に含み，名前のごとくこれが主な作用を担っているのだが，残念ながら地黄は胃もたれを起こしやすい生薬の筆頭にあげられる．六味丸類で最も使用頻度の高い

八味丸は，胃もたれを起こす漢方薬のナンバーワン

でもある．茯苓・山薬はじつは胃にもよいので，このあたりの事情をわかっていた先人が加えたのかもしれないが，現代人は胃が弱くなってしまったの

だろうか，これだけではどうやら足りないようだ．だから，胃の弱い方にどうしても六味丸類を使いたい場合は，四君子湯や六君子湯などの「胃薬」を併用することになる．そこまでして使う必要があるかどうか．筆者はこういうときは八味丸の代わりに真武湯にしている．茯苓・附子・白朮・芍薬・生姜がはいっており，温める作用が八味丸と似ている．真武湯は胃にもよい．

桂枝茯苓丸は，前問でも紹介したが，桂皮・芍薬・茯苓・桃仁・牡丹皮からなり，茯苓以外は血行改善薬である（桂皮には温めて血行を改善する役割がある）．しかし，温める力は附子に遠く及ばず，しかも頻尿にはほとんど効果がないと考えられるので，この患者には適当とはいえない．4.は間違いとする．

長々と解説してきたが，新しい処方が登場するごとにたっぷりと解説するつもりだ．ということは，そのうち解説はおのずと短くなるので，ご安心を．

問題3

18歳の男性．身長177cm，体重60kg．普段は健康であるが，3年前から試験前など緊張する場面で手が冷たくなり，そうなると胃痛や下痢も頻繁に起こしやすい．腹診では両腹直筋の異常な緊張が認められた．この患者に最も適当な漢方薬はどれか．
1. 当帰四逆加呉茱萸生姜湯
2. 人参湯
3. 四逆散
4. 柴胡桂枝湯

解答と解説

さて，冷えの患者が続く．問題1で書いたように，冷えの漢方薬も使い分けるので，そうなると1.当帰四逆加呉茱萸生姜湯というのはないかもしれない…という先入観はもたないこと．どなたにも経験があるかと思うが，

同じ日に同じような患者が続くことがある．もちろん，インフルエンザなどの感染症は別として，である．漢方薬でも，薬局の方と話していると，「今日は○○湯がよく出ましたねえ」ということがある．筆者が「よし，今日は○○湯を使ってみよう」ということはさすがに今ではないが，なぜか同じような患者（同じ処方ばかりを出す）が続く日がある．

　余談はさておいて，患者は，「普段は」健康なやせ気味の青年である．「緊張する」ときに限って症状が出てくるのだ．「手が冷たく」なり，「胃痛や下痢」も続く．つまりいつも冷えているのではなく，緊張すると冷えるのだ．「冷や汗をかく」というように，急性の冷え性（？）である．当然だが，緊張のほうを治療すべきだろう．この時点で 1. 当帰四逆加呉茱萸生姜湯，2. 人参湯は落ちる．1. がなぜダメなのかは問題1の解説を参照して欲しい．2. 人参湯は少し説明がいる．これは，消化器を温める乾姜がメイン（主薬）なのに人参湯という名前なのであるが，人参は胸の痞えを取る．これに白朮・甘草が入って主に胃を整える．緊張うんぬんは一切関係ない．

　はっきりいって，この問題は四逆散と柴胡桂枝湯のどちらか，という問題にいきつく．つまりこの両者とも緊張を緩和する作用があるからだ．四逆散は柴胡・枳実・芍薬・甘草からなり，柴胡が主にこの任に当たる．くだらない洒落だが，

　　　　柴胡は psycho によい

と覚えよう．枳実はいろんなものを押し下げる作用があり，痰や咳を鎮め，胃や腸の内容物を下方（肛門側）へ移動させ，胃もたれを改善し，便秘を治す．芍薬は筋の緊張を取るが，甘草を合わせるとその作用が増強される（芍薬甘草湯という別の処方になるが，これは後述する）．というわけで，四逆散は精神的緊張による筋の緊張によい処方だということがわかる．

　柴胡桂枝湯は，小柴胡湯（問題5）と桂枝湯（問題4）を合わせたもので，正確にいうと小柴胡湯×2/3 ＋桂枝湯×1/2 くらいを合わせたもので，それぞれ後で詳しく述べるが，柴胡・芍薬・黄芩・桂枝・人参・半夏・大棗・生姜・甘草からなり，四逆散のうち枳実以外はみな入っている．どうやら枳実がカギを握っていそうだなということがわかる．

ところで，なぜ「四逆」散なのだろう．四逆というのは四肢厥逆の略で，簡単にいえば手足が冷えるのである．当帰四逆加呉茱萸生姜湯にも四逆という言葉があった．四逆散の場合は，エネルギーである「気」の流れが途絶えて起きる四逆で，緊張する場面で手が冷たくなるというのはこれに当たる．当帰四逆加呉茱萸生姜湯の場合は，寒さが血管を収縮させて血が通わなくなるための四逆である．だから，後者には温める薬がたくさん入っていたのに，前者にはそういう類のものは一切入っていないのである．

結論をいうと「手の冷え」で柴胡桂枝湯ではなく四逆散に軍配が上がる．「手の冷え」がなければ柴胡桂枝湯でもよいことになる．**正解は 3.** である．

問題4

30歳男性．身長172cm，体重73kg．筋肉質で，普段は健康である．数時間前からゾクゾクと寒気がしており，膝や肘の関節が痛いという．体温は39.4℃である．他にはとくに症状はない．感冒のときはいつもこういう経過をたどるという．この患者に最も適当な漢方薬はどれか．

1. 桂枝湯
2. 麻黄湯
3. 葛根湯
4. 麻黄附子細辛湯

解答と解説

今度は冷えるというより寒気（さむけ）の問題である．どこが違うのか．冷えはだいたい，身体の一部分の問題であろう．これに対し寒気は全身的なものであろう．あとは「ゾクゾク」するかどうか，である．

さてこの患者であるが，いかにも元気そうな若い男性がいきなり寒気に襲われたのだ．これまでの問題のようにか弱い〜虚弱な人ではないということにまず注意しよう．虚実でいうと，これまでの3名は虚，この患者は実だ．

実の人がいきなり調子を崩す．よほど強い病邪にやられたのだろう．しかし，普段から実なので，病邪を跳ね返す力（"抗病力"としよう）だって強いのだ．この辺のことを表にしてみるとこうなる．

	悪寒	発熱	随伴症状	処方
虚の人	軽度〜ない	微熱	頭痛，倦怠感など	桂枝湯，麻黄附子細辛湯など
中程度の人	中程度	中程度の熱	頭痛，関節痛など	葛根湯，桂麻各半湯など
実の人	激しい	高熱	関節痛	麻黄湯など

　体力がない人は抗病力も弱い．この抗病力というのを何で診るのかというと，症状から推し量るしかない．大体において，つまり厖大な観察において，もともと強い人は症状が強く出るし，弱い人は弱く出るということがわかっていたのである．中等度の人はいずれも中程度ということである．ここで，漢方では"身体の外から『病邪』が襲ってきた"と考える．しかもそれが"寒"の性質を帯びているから，まず体表が寒気を感じるのだ，と考える習慣（？）なのだ．これを体内の「気」が迎え撃ち，戦闘が始まると熱が出る，という考え方をするのである．
　そこで，それぞれのタイプ向けに処方も用意されている．用意したのはじつは大昔の中国の医師で，それを製造している漢方メーカーではない（ここが普通の現代医薬品との違いだ）．最初にこういうタイプ別向けセットを提案したのは張仲景（2〜3世紀）という中国の医師で，有名な『傷寒論』はこの人の著作だ．傷寒論に"こういう場合にはこういう処方がよい"というように，処方がずらーっと出てきて適応症が細かく（しかし簡潔に）書かれている．なお，筆者はここで傷寒論の"受け売り"をしているだけである．
　麻黄湯は，麻黄・桂皮・杏仁・甘草からなり，麻黄・桂皮が身体を温め発汗を促す．このペアは有名だ．強力な発汗（およびそれによる解熱）作用をもつので，感冒で悪寒がある際に用いるのである．この麻黄＋桂皮の組み合わせは，葛根湯，小青竜湯，桂麻各半湯など麻黄湯以外にもいくつかの処方

にみられるが，いずれも体温を上昇させることによる二次的発汗を目的としている．麻黄はエフェドリンを含むので交感神経刺激作用があるから，これは納得できるだろう．ということは，エフェドリンには気管支拡張作用もあるから，麻黄も気管支を拡張する．麻黄はこのように，薬理作用の比較的はっきりした生薬である．杏仁は咳止めと覚えておく．だから麻黄湯は，咳をしている患者で悪寒がゾクゾクと激しい場合，一気に体温を上げ，病邪＝現代でいうウイルスを死滅させ，続いて発汗させることで解熱にもっていく．患者は体力（「気」）をドンと投入してウイルスと差し違えるのだから，ここでかなり体力（「気」）を消耗するので，麻黄湯は体力のある患者にしか使えないというわけである．**正解は 2. 麻黄湯**である．

悪寒がゾクゾク＝麻黄湯のキーワード

である．

　後の選択肢を考察してみよう．1. の桂枝湯は，桂皮・芍薬・大棗・生姜・甘草からなる．これを骨格にしてできた処方は多い．桂皮は発汗作用があるが，麻黄湯のように麻黄を伴わないと効果は半減，もしくはそれ以下になる．しかも，筋の緊張を緩める芍薬は発汗過剰を抑える作用もあるので，桂枝湯の発汗力は麻黄湯よりもかなり低いことになる（麻黄湯では"発汗に邪魔"な芍薬は抜いてある）．だから，発汗をかけ過ぎると危ないような，体力の乏しい人にも使える．

　次の 3. 葛根湯は，桂枝湯＋麻黄・葛根である．ここで麻黄・桂皮があるために発汗力は桂枝湯よりは増すが，芍薬があるので麻黄湯ほどでもない．こう考えると，麻黄湯はやはりわざと芍薬を抜いて，発汗力を高めたと考えられる．葛根は軽度の解熱作用があるが，何といっても肩こり改善作用に優れる．もっというと，僧帽筋によく作用する．だから，葛根湯の使用目標には肩や首のこりという文言が入るのだ．麻黄は交感神経刺激作用が強いので，麻黄を避けたい場合には，葛根湯から麻黄を抜いた桂枝加葛根湯にすればよい．

　最後に，4. 麻黄附子細辛湯は，問題 1. ～ . 3 のような患者が風邪をひいたときなどに使う．こういう患者は抗病力がもともと弱いので，悪寒がなく，

したがって高熱にならないし，発汗も弱い．"何かだるいなあ"という程度の症状しか出ないことが多い．もちろん，治りも悪い．グズグズと引いているような状態である．こういう人に麻黄・細辛・附子からなるこの処方はよい．麻黄で発汗をかけるのだが，桂皮を伴わないので発汗力は弱い．しかも，細辛・附子は体内を温める作用があるから，わざわざ外部から火を入れて体内を温めてじんわり汗をかかせて治そう，という感じの処方である．これが合う人は，自分で汗をかく（それで病を追い出す）体力もないのだ．

問題5

52歳女性．身長160 cm，体重54 kg．数時間前から何となく倦怠感がする．喉が痛く，悪寒も少しあるが他に症状はない．体温は36.6℃である．感冒のときはいつもこういう経過をたどるという．この患者に最も適当な漢方薬はどれか．
1. 桂枝湯
2. 葛根湯
3. 麻黄附子細辛湯
4. 小柴胡湯

解答と解説

問題4の解説を理解していれば，この問題は簡単であろう．1．，2．はすぐ落ちる．**正解は3．の麻黄附子細辛湯**であろう．

残る4．小柴胡湯は，問題3の柴胡桂枝湯のところで少し触れたが，柴胡・黄芩・人参・半夏・大棗・生姜・甘草からなる．桂枝湯から桂皮・芍薬を除き，柴胡・黄芩・人参・半夏を加えたものである．つまり，据え置かれた大棗・生姜・甘草は，消化を整えるとして，発汗およびその過多を抑える作用（桂皮・芍薬）から，抗炎症（柴胡・黄芩）および「痞え」を取る（人参・半夏）作用へとシフトしている．つまり小柴胡湯は，何かが喉から上部消化管辺りに痞えていて，炎症のあるものに使う処方である．

小柴胡湯は，長引いた風邪で，身体を守る「気」が病邪に押し込まれては盛り返す，というのを繰り返している状態に用いる．となると，熱が出たり寒気がしたりという症状の繰り返しがみられる．これを漢方用語では往来寒熱（おうらいかんねつ）というが，
熱が出たり寒気がしたり＝小柴胡湯のキーワード
である．一方，桂枝湯や麻黄湯の合う状態は，「気」が体表で病邪を発汗とともに一気にせん滅しているので，往来寒熱はみられず，悪寒→発熱は基本的に1回切りである．

　さて，小柴胡湯は慢性肝炎の治療に長らく用いられていた．その理由は抗炎症作用を期待してかというとそれだけではない．小柴胡湯の原典である「傷寒論」には「胸脇苦満するものに用いよ」という指示がある．この胸脇苦満というのは，医師が患者の肋骨弓の下を抑えると気持ちが悪い，という感覚のことであり（問題M），ちょうど肝臓の触診と似ており，どうやらここから着想を得て肝炎の治療に転用されたらしい．実際に，柴胡・黄芩の抗炎症作用が慢性肝炎の肝機能改善にも効いたのであろうが，これは偶然であろうと筆者は思う．

コラム　桂枝湯って効かないの？

　漢方をほとんど知らない人でも,「風邪に葛根湯」くらいは常識として知っているだろう．でも，ちょっとでも漢方をかじった人にとって，風邪の漢方薬の元祖は桂枝湯である．

　漢方の"聖典"の1つ『傷寒論』では，数ある漢方処方のうち桂枝湯が最初に登場する．5つの生薬からなるこのシンプルな処方からいろんな処方が派生していくのだが，葛根湯もその1つである．

　前出のように，葛根湯＝桂枝湯＋麻黄・葛根である．使用目標も，風邪の初期で軽い悪寒がして汗が出るのが桂枝湯，もう少し強い悪寒がして汗が出ず，頸から肩にかけて凝り痛むのが葛根湯だ．「風邪の初期で軽い悪寒がして汗が出る」＝桂枝湯の証,「少し強い悪寒がして汗が出ず，頸から肩にかけて凝り痛む」＝葛根湯の証，といういい方もある．

　さて，実際にあなたが風邪をひいた場合，桂枝湯を使うような症状になるだろうか．筆者は全然そうはならない．葛根湯を用いるような凝りを伴う悪寒がするか，麻黄附子細辛湯のようにただだるいだけである．たまに麻黄湯のような症状が出るが，多分これはインフルエンザであろう．…桂枝湯の世話になることが筆者自身にはないのだ．患者さんに「これは桂枝湯だ」と思って投与してもあまり効かない．なぜだろう．

　これは，多分使用量の問題だ．葛根湯は，麻黄が強烈なので効くのだろう．一気に発汗する．だが，それから麻黄と葛根を抜いたくらいの量の桂枝湯では効果が薄いのだろう．関西のある偉い先生は，生薬量に換算してエキスの10倍くらいの桂枝湯を用いなければ効かない！と言っておられた．やはりそうなのだろうと筆者は思うものの，保険診療の範囲ではこれはできない．だから，我々が普段保険診療としてみている桂枝湯の効果は，古典に出てくる本来のものとはかなり違っていることになる．

問題 6

33歳の女性．身長154cm，体重45kg．感冒にて近医で治療を受け，3日間臥床していたが，まだ微熱，咽頭痛があり，咳および痰も出ている．いつも感冒のたびにこのような経過をとり，長びいてしまう．この患者に用いられない漢方薬はどれか．
1. 補中益気湯
2. 小柴胡湯
3. 柴陥湯
4. 葛根湯

解答と解説

　じつは，漢方薬には「どうしてもこれでなくてはならない」というようなケースは少ない．麻黄湯がなければ，葛根湯を倍量使って代わりとする，なんてこともざらにある．ガチガチの知識にふりまわされるのではなく，あれがなければこれでいこうか，くらいの融通性をもちたいものだ．そうすると，臨床の腕は確実に上がる．

　さて，この症例のような長びく風邪の患者は一般内科外来ではよくみるだろうが，漢方外来ではあまりみかけない．こうなる前に麻黄湯や麻黄附子細辛湯などで仕留めるからだ．長びくということは邪に押し込まれているということなので，すでに4．葛根湯の段階は終わっている．これはもう使えないから，これが答である．**正解は4．**である．

　「あ，じゃあ小柴胡湯がよいのか？」という判断はなかなかよい．よって2．は正しい．さらに，この患者は咳や痰が出ており，これからも続くことが十分予想されるから，この対策もしたい．3．柴陥湯（さいかんとう）は「小柴胡湯（しょうさいことう）＋小陥胸湯」の略で，小陥胸湯（これはエキスにはない）というのは咳と痰の薬だ（半夏・黄連・栝楼仁）．だからこれも使えるし，むしろこちらのほうがよいかもしれない．

　さて，この患者はいつもこんな風邪をひくというので，「ははあ，『気』が

普段からあまり足りていないんだな」と考えるのもなかなかよい筋をしている．つまり，この患者は虚なのだ．そうすると，「気」を補充しながら病邪と闘わねばならない．1. 補中益気湯というのは，今後この本に何度も登場するが，「気」を補う処方の代表格である．しかし簡単にいうと，

補中益気湯＝小柴胡湯の虚の人向けの変形バージョン

なのである．だから補中益気湯は"風邪薬"の一種なのである．補中益気湯にはちゃんと柴胡が入っており，これに升麻という，麻黄や桂皮よりは弱いが病邪を撃退する生薬も入っている．それに，「気」を補う人参・黄耆が入り，消化器を整える白朮・生姜・甘草などが入っている．血行をよくする薬としては当帰が入っている．だから"普段使い"もできる，よく考え抜かれた処方だ．

問題7

49歳女性．身長157cm，体重55kg．数カ月前に閉経したが，その前後から顔がのぼせるようになった．逆に下肢は冷えるという．便秘はないが，胃が弱いほうだという．このような患者に最も適当な漢方薬はどれか．
1. 桂枝茯苓丸
2. 桃核承気湯
3. 六味丸
4. 三黄瀉心湯

解答と解説

問題文には，処方を選ぶうえでのヒントが隠されている．というよりもあからさまに書いてある．もう薄々気づいているかと思うが，処方を選ぶ際のキーワードが文中にあって，キーワードを適宜組み合わせると証が完成するのだ．これが最初に言った症候複合ということだ．まるで受験時代の現代文（国語）の問題みたいである．

ではこの症例のキーワードを探していこう．まず「数カ月前に閉経」とある．閉経前後から「顔がのぼせる」し，「下肢は冷える」という．更年期障害なのだろうが，漢方ではこういう状態を「冷えのぼせ」という．下半身が冷えることで，その結果として上半身が相対的に暑く感じる（「上熱下寒」ともいう）のであり，この熱は実際にあるわけではないから「仮熱」という．最初に上半身が熱を帯びた（＝「実熱」という）のではない．そうすると，上半身を冷ますだけの薬よりは，下半身を温める作用もある処方のほうがよさそうだ．2. 桃核承気湯や 4. 三黄瀉心湯は前者に相当し，3. 六味丸は後者に当たる（？）．桃核承気湯は大黄・芒硝・甘草・桃仁・桂皮であり（大黄・芒硝・甘草だけで調胃承気湯という処方がある．大黄はいわゆる下剤），熱でも何でも下へおろす（叩き落とす！）処方だ．三黄瀉心湯は大黄・黄芩・黄連で，黄芩・黄連は熱を冷ます薬だから，これは熱を冷まして叩き落とすような処方だ．温めるという考えは桃核承気湯にはほとんどなく（温める桂皮は入るが，少量），三黄瀉心湯には全くない．よってこの 2 つは使えない．

　六味丸は，問題 2 で解説したように，これが八味丸だったら下半身を温めるので正解としてよかったのだが…．ここではちょっと足りない．

　さて，他のキーワードをみてみよう．「便秘はない」とある．これから，大黄は不要というより不適である．これでも 2. と 4. が落とせる．さらに「胃が弱い」とあるが，これは地黄が使えないという意味であった（問題 2）．したがって 3. 六味丸はやはりだめだ．残るは 1. 桂枝茯苓丸のみ．これを吟味する．

　桂枝茯苓丸は，問題 1 でも触れたとおり，桂皮・芍薬・桃仁・牡丹皮という血行改善剤 4 つ（とくに桃仁・牡丹皮は強力！）に，水分調節剤の茯苓が加わったものだが，残念ながら温める作用がそれほど強くないのであった．だからこれも使えないということになるのだろう．

　そうすると，どれもだめだ．八味丸があったらなあ，でも胃もたれがなあ，というわけだ．しかし，こういったときにも何とかしなければならないし，次善の策を講じねばならない．そうなると，1.〜4. のなかで一番マシなのは 1. 桂枝茯苓丸ということになり，**1. が正解**である．

問題 8

70歳男性．身長168cm，体重60kg．手足がほてり，就寝時は布団から手足を出さないと暑くて眠れない．また，しばしば口渇を覚える．しかし本来は寒がりであり，手足は急に冷えることが多く，頻尿傾向にある．皮膚は黒ずんでいてカサカサに乾燥している．この患者に用いられない漢方薬はどれか．

1. 温経湯
2. 六味丸
3. 当帰飲子
4. 白虎加人参湯

解答と解説

さて，この問題もキーワードを探っていく．「手足のほてり」には，前問の冷えのぼせ（上熱下寒）とよく似たメカニズムがある．

①身体の中が冷えるために外が相対的に熱を帯びたもの（仮熱）

というのがある．これに対応するのが，

②体内にも熱があって，それが外へも押し出されてきているもの（実熱）

である．「口渇」というのは熱が口のあたり（外）にあるというだけで，上の①②のいずれなのかはこれだけでは不明である．

この症例は「本来寒がり」だから "内寒外熱" による仮熱であろう．また，「皮膚は黒ずんでいてカサカサに乾燥」であるということは，潤いがないのである．こういう皮膚を見たときは「血」とか「水」の不足を考える．

まず，1. 温経湯だが，結構複雑な処方である．当帰・芍薬・川芎・牡丹皮で血流を補い，血行をよくする．阿膠・麦門冬・人参は潤す作用がある．桂皮・生姜・呉茱萸は温める．これはいかにも使えそうだ．

次に2. 六味丸は，地黄が潤す作用をもつ．皮膚にももちろんよい．また本症例には「頻尿」があるので，問題2で解説したようにこれは六味丸の対象となる．これでもよい．

3. 当帰飲子というのは，当帰・芍薬・川芎・地黄がまず入る．これだけで四物湯という独立した処方にもなっているが，血流を補い，血行をよくする．これに痒みを止める何首烏・防風・荊芥・蒺藜子などが入り，カサカサで痒い場合によい処方だ．冷えを改善する力は弱いが，使えないことはない．

4. 白虎加人参湯は，石膏・知母でまず熱（実熱）を冷ます．この2つの生薬には潤いを出す作用があり，結果的に潤う．人参・粳米も潤いに寄与する．本症例は実熱ではない．したがってこの処方だけは適当とはいえない．これが答だ．**正解は4.** である．

また，このなかでどれか1つ選べといわれれば温経湯がよいだろう．

コラム 「冷え症って多いのですね」

毎日漢方外来をやっていると，いろんな主訴で患者がやってくる．主訴ではなくても，冷えを訴えない患者は少ない．問題1で書いたとおりだ．筆者の外来では女性が受診者の85％ほどを占めるが，ほとんどの人が冷えるという．そういえば男性は，高齢者を除いてあまり冷えを訴えない．

主訴が「冷え」の人もいるが，若くて冷えを訴える女性患者のほとんどは服装が×だ．例えば，真冬でも下半身は脚丸出しでいかにも寒そうなので，漢方診療以前の問題であることが多い．「冬は下半身を冷やさないように，スカートは避けたほうがいいですよ」などといちいち指導するのは医者の仕事なのだろうか？ 小さい頃から家庭で自然と身につくものではないのか？ …と思うのだが，でも，なかには指示通りにちゃんと服装を季節にあったものに整え，見違えるほど元気になったという人もいるから，やはり医者の仕事？．

「冷え」に続く訴えは「疲れ」であろうか．どちらも現代医学では，病的なものを除いて相手にされない訴えだが，「気」を補う治療で徐々に強くなっていく人も多い．ただし，「1日に4時間しか寝ない」などという人も少なくない．それで疲れないほうがおかしい．何とか睡眠時間を確保できるよう勧めることしかできないが，そんなことは本人が一番知っているだろうから，これは漢方でもどうしようもない．

問題 9

24歳男性．身長180cm, 体重75kg．がっちりとした体格である．夏以外でも汗が多く，「暑い暑い」というのが口癖である．口渇もあり，しょっちゅう水分を摂っているが，尿回数は日に5〜6回で，どちらかといえば便秘気味である．浮腫はない．脈を触れると強いしっかりとした脈である．この患者に最も適当な漢方薬はどれか．
1. 補中益気湯
2. 桂枝加黄耆湯
3. 防已黄耆湯
4. 白虎加人参湯

解答と解説

「キーワードによる分析」でいく前に，この患者はまず「がっちり」していて体力あり（実）と考えておこう．虚ではない．

まず「暑い」のだが，体力ありの「強い脈」を呈する若い男性患者が「汗」をかき「口渇」しているとなると，これは熱をもっており，しかも冷えの要素が全くみられないので仮熱ではない．実熱であろう．しかも「便秘」である．実熱で「水」が乾いて不足し，腸管が潤いを失った結果こうなると考えられる．すると，選択肢のなかで実熱を冷ます処方を採ることになる．4. 白虎加人参湯しかない．**4. が答**だ．解説は前問を参照のこと．

残り1.〜3.であるが，1. 補中益気湯は問題6で説明したように，虚の人向きの風邪薬だった．柴胡・升麻が効くのだった．汗には黄耆が対応するが，**黄耆は「気」を補って，汗腺を閉じて汗が漏れないようにする**ものである．熱がこもって体温を下げるために出てくる汗を止めるわけではない．

2. 桂枝加黄耆湯（けいしかおうぎとう）は，桂枝湯（問題4）に黄耆をくっつけた処方である．虚した人が風邪をひいて，汗がだらだら漏れてきた場合に，脱水にならないようにする処方だ．黄耆は「気」を補い，汗を止め，浮腫を改善するが，「桂

枝湯に加えた」という点から考えれば，これは桂枝湯の防衛作用，すなわち汗が漏れ出て風邪をひいてしまうような"体力のなさ"を補うために加えられたのである．桂枝加黄耆湯の使用目標は，寝汗（盗汗）もしくは異常な発汗症（多汗症）などである．

これの発展したもの，すなわち芍薬を増量し，飴を加えて虚を補う力を増やしたものが黄耆建中湯である．桂枝加黄耆湯が合いそうな者は，消化器もよくないことが多いので，黄耆建中湯にしてしまうことが多いだろう．あるいは，黄耆主体の処方では補中益気湯や十全大補湯もある．そちらのほうがよりメジャーである．黄耆というのはこのように，止汗作用があるので，実熱性のものにはあまり用いないほうがよい．熱を封じ込めてしまう．

さて，3. 防已黄耆湯は防已・白朮で浮腫を取る処方だ．もちろん黄耆で汗を漏らさないようにする．本症例には浮腫はない．なお，防已黄耆湯の浮腫は全身の水太りのようなもので，腹をみると力なく，蛙の腹のようにボワーンと膨満している．これを蝦蟆（ガマ）腹ということがある．

1.～3. はいずれも熱を冷ますものではないので，本症例では使わない．

というわけで，本問は汗の鑑別の問題だったわけだ．1.～3. は黄耆が汗を止め，4. 白虎加人参湯では，

　　　　石膏が熱を冷まし，その結果汗が止まる

というものである．

問題10

45歳女性．身長155cm，体重38kg．若いころから華奢で，太りたいが，食が細い．特記すべき既往歴はなく，毎年受診する人間ドックでも上部消化管内視鏡を含め異常を指摘されたことはない．下痢や胃痛もない．脈は弱く触れるが，舌はきれいで苔も普通である．腹は緊張しているが力はなく，薄い板を張ったようである．この患者に最も適当な漢方薬はどれか．

1. 小建中湯

2. 四君子湯
3. 六君子湯
4. 人参湯

解答と解説

　本書にもだいぶ慣れてきたと思う．そこで，いかにも漢方外来を受診しそうな患者で，どの処方でも合いそうな，諸氏が本当に困りそうな問題を出してみた．

　キーワードであるが，やせた女性が「若いころから華奢」，「太りたい」，「食が細い」といっている．食べる量が少ないということはエネルギーが補充されていないということ．こういう状態は気虚という．元気がないのである．虚の患者である．「脈は弱く触れる」のもこれを支持する．

　しかし，健診では異常がないし，「下痢や胃痛もない」のだから，単に生まれつき食が細いだけであって病気ではなさそうだ．この時点で，「下痢や胃痛」に用いる 4. 人参湯を落とす．2. 四君子湯（しくんしとう）や 3. 六君子湯（りっくんしとう）も落としてよいかもしれないが，「舌はきれいで苔も普通」という情報で 3. 六君子湯のみを落とす．下でその理由を述べる．

　四君子湯とは，人参・茯苓・白朮・大棗・生姜・甘草からなり，胃にやさしい処方である．人参はここでは「気」を補う生薬として用いられる（注：このように，生薬の役割はどの処方に組み込まれるかによって異なることがある）．六君子湯は，四君子湯に，「水」の過剰を改善し「水」の停滞や「痰」を除去する陳皮・半夏という 2 つの生薬を加えたものである．舌をみるとたいてい，べっとりと分厚い苔が載っている．

　ちなみにここで「　」付きで書いた痰とは，「水」が長らく停滞したためにできたカタマリという意味で，身体じゅうあちこちに溜まり，へばりついて様々な病気の原因となるようなモノである，と漢方では規定している．「想像上」のものだ．「水」とか「痰」とか，別に「湿」という単語も出てくるが，漢方ではおおよそ次のような意味で使っている．

> 「水」 → たまると「湿」 → 煮つまると「痰」
> 「水」だけが多くて害になるのは,「水毒」

　「水」の過剰は舌に現れる．舌が浮腫んだり，とくに苔が分厚くなる．本例は舌および苔がきれいだから，これを治す六君子湯は不要ということになり，落とすのである．
　そこで，四君子湯と小建中湯(しょうけんちゅうとう)との勝負になる．「腹は緊張しているが力はなく，薄い板を張ったよう」が決定的な要素である．これを**「ベニヤ板状の腹」**ということもあるが，ベニヤ腹で小建中湯と即断してもそうそう差し支えない．ちなみに小建中湯は，桂枝湯の芍薬を倍増して腹の緊張を取り，飴でこれをサポートする．腹部が緊張して張るのを治すが，こういう人はもともと虚だから，小建中湯をじっくり飲んで身体をつくっていくのである．だから**答えは 1.** である．
　もちろん，四君子湯を使ってはいけないというのではない．

問題 11

> 30歳女性．身長162cm,体重78kg．精神的ストレスがかかると，つい食べることで紛らわしてしまう．20歳のころから比べると体重は15kgほど増加している．月経は元来遅れがちで，便秘気味である．浮腫はない．この患者に最も適当と思われる漢方薬はどれか．
>   1. 防風通聖散
>   2. 防已黄耆湯
>   3. 加味逍遥散
>   4. 大柴胡湯

解答と解説

　ふさわしいものをすべて，となると，使えないもの以外，ということになる．

そうなると絶対に使えないものはないので，すべて○ということになるが，浮腫や水太り傾向になければ防已黄耆湯という選択はない．よって2.をまず落とす．

月経のある女性で，「精神的ストレス」，「月経は遅れがち」すなわち月経不順，「便秘気味」の3つが揃えば，これは3.加味逍遥散(かみしょうようさん)の使用目標だ．加味逍遥散は，当帰・芍薬・牡丹皮で血行をよくして月経を整え，茯苓・白朮・生姜・甘草で消化器を整え，さらに柴胡・山梔子・薄荷で精神的ストレスを緩和する．柴胡＝psychoであった．非常にバランスのよい処方だ．これが第一選択としては正解だ．**正解は3.**とする．

1. 防風通聖散(ぼうふうつうしょうさん)は，最近では「ダイエット用漢方薬に成り下がった」と悪くいう人もいるが，18種類の生薬をバランスよく含み，これもなかなかよい漢方薬だ．しかし，使い方は簡単ではない．そもそもたくさんの生薬を少量ずつ配合してあるのは，万能薬として，あらゆる症状に対処する方法でもあるから，作用はどうしてもポイントがぼやけてしまう．がっちりとした実の人の「便秘」などの症状にはよいが，当帰・芍薬・川芎などの血行改善薬が少量しか配合されておらず，月経うんぬんにはちょっと苦しい．

4. 大柴胡湯(だいさいことう)は，柴胡・芍薬・黄芩・半夏・大棗・生姜・大黄・枳実と，防風通聖散を簡略化して，しかも一つ一つの生薬量を増やして鋭く効かせるようにしたような処方である．柴胡＝psychoで「精神的ストレス」，大黄・枳実があるので「便秘気味」には非常によい．しかし，これには血行改善薬が芍薬・大黄のみしかなく（大黄は便秘だけでなく血行をも改善する），もともとある月経不順にはちょっと使いづらいか．加味逍遥散がイマイチのときに使ってみるとよいかもしれない．大柴胡湯＋桂枝茯苓丸などとして，血行改善力をUPするのも一手である．

問題12

20歳女性．身長160cm，体重72kg．幼少時より肥満である．他にはとくに異常はないが，何度もダイエットに挑戦しては失敗し

てきた．汗かきで，消化器がもともと弱く，水太り体質で，下痢がちである．脈を触れると弱い．この患者に最も適当と思われる漢方薬はどれか．
1. 防已黄耆湯
2. 黄耆建中湯
3. 防風通聖散
4. 補中益気湯

解答と解説

これまでの解説を理解していれば簡単である．「水太り」なのでまず1. 防已黄耆湯を選んでおく．これで本当によいのかどうか確認していけばよい．患者は「肥満」で「汗かき」で，「消化器がもともと弱く」，「脈が弱い」ので虚である．したがってこの汗は漏れ出てくるタイプの汗なので，黄耆で止めればよい（問題9）．防已黄耆湯はよさそうだ．残しておく．

次に3. 防風通聖散は実の人向け，しかも便秘がある人向けであり，本症例とは真逆なので，これはさすがに×であろう．

残る2. 黄耆建中湯と4. 補中益気湯はどちらもよさそうだ．黄耆建中湯＝小建中湯＋黄耆で，問題10を参照するとわかるであろうが，虚の人によい．小建中湯よりももっと汗が漏れ出るような「気」の不足した＝虚した人によい．必ずベニヤ腹でなくとも使ってよい．本症例はそこまで虚しているのだろうか．本文だけではわからないが,次点ということで残しておく．ただし，「水太り」，「肥満」というのはあまり関係なさそうだ．

補中益気湯は，問題6では"虚した人用の風邪薬"みたいな説明で終わっていたが，それだけで終わらせては非常にもったいない処方なのである．柴胡・升麻は発汗・抗炎症作用だけではなく，「気」を身体の上部へ引き上げるという作用をどうやらもっているらしい．「気」を補う人参・黄耆，消化器を整える白朮・生姜・甘草が「気」を補い，柴胡・升麻がそれを引き上げるのだ．だから，低血圧，たちくらみ，内臓下垂，痔（脱肛），下痢など，

補中益気湯はいろんなものが「落ち込む」ものに使える
のである．

　気分が落ち込むものにもよい．抗うつ作用も若干あるらしい．ただし，浮腫改善作用は白朮に若干ある程度で，弱い．だから本例のような水太りの改善効果はあまりない．だから防已黄耆湯のほうが本例には適切だろう．よって**正解は1．**とする．

問題13

24歳男性．身長172cm，体重66kg．半年ほど前から中途覚醒が多くなっている．とくに悩みやストレスがあるわけではない．身体が疲れていても起こるので，一般の睡眠導入剤をときどき用いるが，今度は朝起きられなくなってしまう．入眠は比較的良好である．この患者によい漢方薬はどれか．2つ選べ．

1. 抑肝散
2. 半夏厚朴湯
3. 加味帰脾湯
4. 酸棗仁湯

解答と解説

　睡眠障害にも，入眠障害，中途覚醒，眠りが浅い，早朝覚醒…などいろいろとあるが，ここでのキーワードは「中途覚醒」である．「悩みやストレスがあるわけではない」というから，寝つきがよいのだろう．いろいろと心配で寝つけない，というのとは少し違うようだ．が，どこか変なのだ．だから身体が疲れていても起きてしまう．

　現代医学的にはさておいて，漢方では，「血」が全身を巡っているが，その動きが静かになって五臓の「肝」へ戻ると眠りが訪れるという．「血」が「肝」にいる間は睡眠が維持される．とくに音や光，暑さや寒さ，およびイライラすることや心配事などの考えごとなどの睡眠を中断するような刺激がなけれ

ば，中途覚醒というのは上記の「血」の異常に帰着することが多い．まあ，漢方の理屈ではこうだ．だから「血」の異常を是正する処方がここでは必要なわけだ．選択肢をみてみよう．

いずれの処方も睡眠障害に保険適用のあるものばかりだが，1.の抑肝散（よくかんさん）は「抗ストレス漢方」の代表みたいなものである．「肝」というのは思考・感情などを司る高次精神機能であったから（問題H），これが異常にたかぶると興奮して眠れなくなる．抑肝散とはこれを抑えるという意味だが，柴胡がちゃんと入っている．そこへ当帰・川芎で「血」の流れを改善する．これは入眠障害にはよさそうだ．さらに釣藤鈎・白朮・茯苓・甘草が入り，頭痛，耳鳴り，めまいなどを抑える．

2. 半夏厚朴湯は，主に厚朴や蘇葉がイライラ感などを抑える．痰や咳を鎮め，吐き気を抑える半夏・生姜・茯苓が入るが，「血」に作用する薬はない．これは不眠症でも，入眠困難のほうに用いる．これにも「抗ストレス漢方」の意味がある．柴胡だけではない．厚朴にその作用が強いとされている．

3.の加味帰脾湯（かみきひとう）は複雑な処方で，柴胡がちゃんと入っているほか，酸棗仁・山梔子・竜眼肉・遠志などが精神安定作用をもち，イライラを抑え，入眠困難を治す．竜眼肉・当帰は「血」を補う．人参・茯苓・白朮・大棗・生姜・甘草（この6つで四君子湯になる）・黄耆・木香は消化を整え，「脾」をじっくりと支えることで「気」を作り，こうすることで間接的に「血」を補い，睡眠を安定させる．これもよさそうだ．ちなみに，この処方は帰脾湯（きひとう）に柴胡・山梔子が加わって精神面に強い処方となったのだが，その帰脾湯は「脾」に「帰る」．さて何が帰るのだろうか．じっくり考えてみてほしい．

最後に4.酸棗仁湯（さんそうにんとう）だが，酸棗仁・茯苓・川芎・甘草というこれまで説明してきた生薬に，ほてりを取る知母が入っただけである．名前の通り酸棗仁がメインで，どっさり入っているが，これは先にも書いたように，どちらかというと入眠向けである．

こうなると1.の抑肝散と3.の加味帰脾湯のどちらかということになるが，加味帰脾湯のほうが長期的には「血」を補う力が強い．抑肝散は頓服でも使えるような処方で，速効性があるが長期的にじっくり使うようなもので

はない.しかし,問題文では2つ選べということだからここでは **1. と 3. が正解** となる.

> ## コラム　似て非なる処方
>
> 　こんなのはいっぱいある.葛根湯と升麻葛根湯,半夏瀉心湯と半夏厚朴湯,四君子湯と六君子湯,柴胡加竜骨牡蛎湯と桂枝加竜骨牡蛎湯,黄連解毒湯と黄連湯,など.気をつけて用いよう.とくに,黄連解毒湯と黄連湯は真反対の処方ともいえるので,気をつけよう.
> 　処方の名前に興味をもつ人もときどきいるようなので,ここでちょっと紹介しよう.
> (1) 主薬の名を出したもの
> 　麻黄湯,桂枝湯などがそうだ.桂枝湯には,オリジナルは桂の木の枝である桂枝を用いる*が,エキスではほぼ桂皮(同じ植物の樹皮)を主に用いる.作用はよく似ている.半夏厚朴湯,桂枝茯苓丸,当帰芍薬散などは,2つの生薬名を,麻黄附子細辛湯は3つ全部を並べている.
> (2) 生薬名の頭文字を採ったもの
> 　苓桂朮甘湯(茯苓・桂皮・白朮・甘草),麻杏甘石湯(麻黄・杏仁・甘草・石膏),苓甘姜味辛夏仁湯(茯苓・甘草・乾姜・五味子・細辛・半夏・杏仁)などがある.
> (3) 処方の作用を示すもの
> 　補中益気湯,潤腸湯,滋陰降火湯などは,一目でどんな処方なのかがわかる.現在の中国ではこの命名法に統一しようという動きがあるとも聞いたが,わかりやすくてよいかもしれない.
> (4) 独特なもの
> 　小青竜湯,白虎加人参湯は,青龍,白虎という想像上の守護神の名前がついている.いかにも伝統的でマニアックな香りプンプンだが,あまりこういう命名は好まれないようだ.
> (*桂皮が正しく,桂枝は間違いとする説もある.)

問題 14

33歳男性．身長180cm，体重71kg．いくら寝ても眠い．十分な睡眠時間を取っているが，日中とくに昼食後には危なくて車の運転もできないほど，吸い込まれるように睡魔に襲われるという．諸検査にて睡眠時無呼吸症候群は否定的である．この患者に最も適当な漢方薬はどれか．
1. 酸棗仁湯
2. 葛根湯
3. 補中益気湯
4. 抑肝散

解答と解説

筆者は，学生時代の午後の講義にはよくこんな状態になったものだ．食べると眠くなるのは人の常であろうが，度を過ぎれば病的である．

さて，ここでのキーワードは「いくら寝ても眠い」であろう．睡眠不足なのか？いやそうではない．「十分な睡眠時間を取っている」し，「睡眠時無呼吸症候群は否定的」ともある．常識的に睡眠状態はよいと考えてよいだろう．となると，もはや睡眠状態を改善させる必要がどこにあるだろう？「日中とくに昼食後に」は「危なくて車の運転もできないほど」，「睡魔に襲われる」のだ．

これは消化力（脾）が弱いために，食後には脾が栄養を消化吸収するのに忙しく，ほかへ回すパワーがダウンし，「気」が十分に頭部へいかないためにフラフラと眠くなってしまうのである．マンションで，みんなが一度に水を使うと上階まで水が届かないようなものだ．ぱたっとスイッチがオフになって眠りが襲ってくる．だから，「脾」を丈夫にし，「気」を引き上げる **3. 補中益気湯がよい**ということになる．

もはや睡眠状態を改善させる必要がどこにもないので，1. や4. は不要だろう（詳しくは前問を参照のこと）．2. の葛根湯は，実は麻黄がエフェドリ

ンを含むために覚醒作用があるので，これで覚醒させればよいという意見もあろうが，そんなのは，「脾」の議論の後では邪道であることに異論はないだろう．

問題15

29歳女性．身長160cm，体重55kg．産後半年になるが，出産を機に近所に買い物へ出かける程度で疲労してしまうようになり，午睡をとらなければ夕方まで身体がもたない．貧血や心疾患などは否定されている．なお，乳児は完全母乳で育てている．脈を触れると沈んで細く，力がない．この患者に適当な漢方薬はどれか．
1. 十全大補湯
2. 補中益気湯
3. 四君子湯
4. 八味地黄丸

解答と解説

さて，この患者のキーワードは何だろう．何か元気がなさそうだが，「出産を機に」，起こった異常な「疲労」に注目しよう．出産とはものすごいエネルギーを必要とする．分娩はまさに肉体労働なのだ．漢方でエネルギーとは「気」である．そう，分娩は「気」の消耗が激しいのだ．

しかし，産後半年も経つのに，なぜ回復しないのだろう．子育て中は母親はなかなか寝られないのだ．「完全母乳」で育てているとあるから，夜間も数時間おきに叩き起こされる．これがひとつ．しかも，授乳というのは漢方では「血」が体外へ出ていくこと，すなわち「失血」と同等の「気」を損失する事象と考えている．授乳婦は「気」も「血」も足りないのだ．脈もこれを支持している．すなわち「気」と「血」を補う処方として最も適当なものが答である．1. 十全大補湯は，問題1でも触れたように，当帰・芍薬・川芎・地黄が「血」を補う（これだけで四物湯という独立した処方である）．これに，

人参・茯苓・白朮・甘草・黄耆がしっかりと「気」を補う．**1. が正解**である．

 2. 補中益気湯は，問題 6，問題 9 などで解説したように，「気」を補って引き上げる処方である．「血」を補う薬としては当帰しか入っておらず，弱い．

 3. 四君子湯は，問題 10 で説明したように，「気」を補う基本処方である．これも直接「血」を補う力はない．もっとも，漢方では「気」を補っていればそのうち「血」もできてくるという考え方があるので，補中益気湯も四君子湯も長期的に使うとやがては効いてくるのだが（問題 13 の加味帰脾湯の解説を参照），今この患者にどれを投与するかとなると，補中益気湯・四君子湯，この 2 つは落ちるだろう．

 4. の八味地黄丸は，問題 2 などで説明したとおりで，「気」・「血」をこの患者に要求されるようなやり方では補充できない．よってこれは落ちる．

問題 16

36 歳女性．身長 158cm，体重 55kg．普段は健康であるが，ときどき異常に手足が重だるく感じることがあり，何をするにも億劫になってしまう．低気圧の接近時に多く，舌を診ると歯の圧痕が著明である．この患者に最も適当な漢方薬はどれか．
 1. 補中益気湯
 2. 五苓散
 3. 真武湯
 4. 猪苓湯

解答と解説

「手足が重だるく」だけではわからない．「気」が足りなくて疲れてだるいのかもしれない．そうだとすると，「気」を補う処方でいけばよいから，1. 補中益気湯は候補になるかもしれない．ところが，「低気圧」，「歯の圧痕」となると，これは「水」の偏在（水毒）による浮腫があるための重くてだるい感じというのがわかる．「普段は健康」なのに「低気圧」になるとだめな

のだから，天候に左右される症状ということだ．なお，浮腫というのは漢方では「水」の局地的過剰状態だから，「水」を巡らせて除去すればよい．この作用（利水という）をもつのは2. 五苓散, 3. 真武湯, 4. 猪苓湯である．1. 補中益気湯は落ちる．

では，2～4の違いについて検討しよう．まず，この患者に「冷え」はあるだろうか．書いていない．冷えて浮腫がくることもあるが，書いていないので，ないという本書のルールに従う（問題1参照）．3. 真武湯は，茯苓・白朮で「水」を巡らし，生姜・芍薬で胃腸を整え，附子で温める．さあ，温める必要があるか？

4. 猪苓湯は，猪苓・沢瀉・茯苓という利水剤に，阿膠・滑石という，熱を取って潤す薬が入る．ということは患者に熱証がみられるかどうかがポイントになるが，ない．書いていない．これも積極的に疑わない．

2. 五苓散は，猪苓・沢瀉・茯苓・白朮の利水剤に桂皮が入り，これも若干温める作用があるが，先の4つに合わせることで利水作用が強くなる．以上のように考えていくと，**2. 五苓散が最適**なので，<u>これが正解</u>である．この患者の脈は浮いているはずである．

もちろん，真武湯や猪苓湯でも絶対ダメだというわけではない．五苓散がないときは使おう．まあ，そういう状況はあまり考えられないが….

なお，五苓散とは，5つの「苓」を含む処方という意味である．「苓」とは「水の代謝をよくする薬」というような意味である．茯苓，猪苓以外には「苓」という字がないが，水代謝改善作用は確かにある．

> **コラム**　漢方薬に禁忌はあるか？

　漢方薬は身体に優しいと信じられている．信じられないのは，医師のなかにもそんなことをいう人がいることである．例えば，桃核承気湯などは，飲むとたいていの人は下痢をする．全然「優しくない」．峻烈な作用をもつものだってあるのだ．
　では，副作用はどうか．一般に，漢方薬の副作用は少ない．現代の医薬品に比べればないに等しい…といっても過言ではないはずだが，実際にはちょこちょこと発生している．よく知られているものには小柴胡湯による間質性肺炎（含まれる黄芩による？）があるが，これは漢方の世界では常識である．
　さて，漢方薬で絶対禁忌となるのは次の2つである．
① インターフェロン投与中の患者，もしくは肝硬変・肝癌の患者，慢性肝炎で血小板が10万以下の患者に小柴胡湯は禁忌である．
② アルドステロン症，ミオパシー，低カリウム血症の患者に，半夏瀉心湯，小青竜湯，人参湯，五淋散，芍薬甘草湯，甘麦大棗湯，芎帰膠艾湯，桂枝人参湯，黄連湯，排膿散及湯，桔梗湯は禁忌である．
　このうち，①は問題なく頭に入るだろうが，②はややこしそうである．しかし，これらはすべて甘草の摂り過ぎによる偽性アルドステロン症のことで，ここに入る処方がすべて甘草を1日量で3g以上含む．だから，これらの処方をいちいち覚えるのではなく，「これを処方すると甘草は何gになるのかな」と常に考える癖をつけておくほうがずっと便利だ．複数の漢方薬を併用するときにも役に立つ．
　ところで甘草は，漢方エキス製剤のじつに7割くらいに配合されている，漢方ではもっとも出番の多い生薬である．だから，甘草についてしっかり理解をしておくことが漢方薬の副作用の理解に大切である．甘草は，甘味料などにも使われているので知らない人は少ないと思うが，その漢方的な作用は簡単にいうと，

1. 抗炎症作用
2. 鎮痛作用
3. 抗けいれん作用
4. 消化安定作用

である．結構広範囲なのだ．

　さて，1．については，細菌感染症のときに一番発揮され，排膿が促進される．2．については3．に一部含まれるが，筋痛を主に抑える．もちろん，1．と絡んで炎症による疼痛も緩和されうる．4．は，他の生薬が胃腸に障るのを防ぐ．

　これ以外に，味が甘いので，

5. 漢方薬の味を調えて飲みやすくする作用

もある．

問題17

76歳男性．身長164cm，体重55kg．最近，歩行時によくふらつくようになった．しかし，客観的に身体の動揺はなく，四肢麻痺や手足のふるえもなく，頭部MRIでも「年齢相応」との診断であった．めまいや耳鳴り，頭痛などは伴わないが，下半身の冷えが強いという．舌診ではほぼ正常で，脈は沈んでいる．他に服用中の薬はない．この患者に最も適当な漢方薬はどれか．

1. 黄連解毒湯
2. 半夏白朮天麻湯
3. 苓桂朮甘湯
4. 真武湯

解答と解説

やせ気味の高齢者が「歩行時にふらつく」ようになった．これは脳に何か

あると普通は考えるが，「客観的に」すなわち医師がみて正常で，「四肢麻痺や手足のふるえ」などの神経学的所見もなく，なにより頭部MRIでも「年齢相応」，すなわち正常範囲内という患者である．病名をつけるとしたら「身体動揺感」であろうか．

　まず，1.黄連解毒湯は，黄連・黄芩・黄柏・山梔子という熱を冷ます生薬ばかり4種類からなる．黄連・黄芩・黄柏で冷まし，山梔子で熱を尿から逃がす．さてこの患者のどこに，冷ますべき熱があるだろうか．よってこれは不適当だろう．

　ところで話はその黄連解毒湯に集中するが，これはわかりやすい組み立ての処方である．清熱・抗炎症，および精神安定作用のある生薬を4つ並べたものである．いずれも漢方でいう「火」に対して用いられる．

　そもそも漢方薬というのは，大体1つの処方のなかにも"攻・守"両方の薬をうまく傾斜をつけて配合しているものであるが，これだけ"攻撃"に偏っているものも珍しい．

　さて，4つの清熱剤は，これが具体的にどう違うのかというと，黄芩が体上部，黄連が中部，黄柏が下部に効くとされている．山梔子は熱を尿から捨てるとされる．しかし，3つの「黄」には実は大して違いがない．だから山梔子とそれ以外のどれか，だけでもよさそうだ．しかし，植物学的には3つとも別物であり，当然成分も異なる．共通作用が清熱である．なお，黄芩は肝機能障害や間質性肺炎などを惹起しやすいことがいわれており，黄芩配合処方を煎じで用いる際に，黄連に変えて用いる医師もいる．黄連解毒湯の話はこれで終わり．

　話をもとに戻そう．2.半夏白朮天麻湯は複雑な処方だ．全体に水毒によるめまい・頭痛を治療する処方である．天麻が頭痛やめまいを抑え，手足の痛みやしびれを止める薬で，人参・茯苓・白朮・生姜・半夏・陳皮は六君子湯（問題10）に近く，黄耆・麦芽・神麹が加わってさらに脾によい薬となっている．沢瀉・蒼朮が水毒改善作用を強化している．全体に水毒を，その生成原因から根こそぎ断つようなこの処方などはいかにもよさそうだが，さてこの患者の水毒はそこまでひどいのだろうか．少なくとも，脈や舌を含めて

客観的には何もないわけで，こんな大層な処方を使うほどではないかもしれず，ひとまず保留しておく．

次の3．苓桂朮甘湯は，茯苓・白朮で「水」を巡らし，これに桂皮も協調作用する．前問の五苓散の項を参照するとわかるが，よく似た処方同士である．これでもよいかもしれない．ひとまず保留しておく．

最後の4．真武湯は，茯苓・白朮で「水」を巡らし，生姜・芍薬で胃腸を整え，附子で温めるのだが（問題16），この患者は「下半身の冷えが強い」ので，附子の必要性が感じられる．これはよさそうだ．

結局，1．以外はどれでもよさそうだが，より積極的な使用をとなると，下半身の強い冷えを重視し，真武湯にする．**4. が正解**である．

筆者は，漢方薬を初めて服用する患者，高齢者，小児などには，なるべく簡素な処方から開始する．簡素とは，構成生薬が少ないということである．それは一般の診療科でも一緒だろう．急を要するのでなければ，なるべく1剤ずつ増やしていくのが基本だろう．

問題18

10歳男児．身長148cm，体重40kg．普段は健康だが，学校の朝礼や運動会の開会式などでよくふらつき，ときに意識を失って倒れてしまう．総合病院小児科で精査を受けたが異常はなく，過緊張によるものと診断された．朝食はあまり食べないという．この患者に最も適当な漢方薬はどれか．

1. 補中益気湯
2. 五苓散
3. 真武湯
4. 抑肝散加陳皮半夏

解答と解説

小学生が「学校の朝礼や運動会の開会式など」の状況で，気をつけの姿勢

を取っていてばたんと倒れる，というのが筆者の小学生時代にはときどきみられた光景だが，「過緊張」のほかに「朝食抜き」というのが原因ではないかといわれていた．まさにこの少年と同じではないか．「腹が減っては戦ができぬ」の言葉どおり，食事で「気」のもとをしっかり補い，「気」をつくり，それを頭部へ押し上げておかなくては「ふらつき」が出るのである．

こう考えると，1. 補中益気湯しかないであろう（問題12を参照）．五苓散や真武湯の効くふらつきは，前問のように水毒によるものである．本問の場合は水毒ではない．4. の抑肝散加陳皮半夏は初出だが，緊張を緩和する抑肝散（問題13）に陳皮・半夏を加えたもので，これも水毒にはよい．したがって「過緊張」緩和にはよいので，よく緊張の強い患者，とくに小児には用いられるが，この選択肢は「ひっかけ」である．補中益気湯とよく比べてみれば，なぜ抑肝散加陳皮半夏ではだめなのかわかるだろう．朝食を摂らず，10歳にしてはやせている．やはり，**1. 補中益気湯が正解**である．

問題19

21歳女性．身長157cm，体重41kg．胃痛があるが，よく聞くと月に1～2回は風邪をひき，たびたび発熱し，扁桃腺を腫らして寝込んでしまい，そのたびに市販の葛根湯を飲んでいるという．体格は普通であり，腹診で軽度の胸脇苦満がみられる．この患者に最も適当な漢方薬はどれか．
1. 葛根湯
2. 柴胡桂枝湯
3. 小柴胡湯加桔梗石膏
4. 桔梗湯

解答と解説

若い女性の風邪ひき体質についての問題であるが，さて，この患者は「たびたび発熱」し，「扁桃腺」を腫らす．扁桃腺炎だ．また，「腹診で軽度の胸

脇苦満」をみることができる，となると，これは小柴胡湯（問題5）の適応症のようだ，とまず考える．「体格は普通」で「腹診で軽度の胸脇苦満」だから，大柴胡湯が合うようながっちりした体型ではないので，やはり小柴胡湯だろう…しかしこれは選択肢にない．

ところで，今この患者は何に対して困っているのだろう．発熱や扁桃炎はいまはない．ということは小柴胡湯が合う人ではあるが，今は小柴胡湯を投与するのではなく，別の処方を考えてみてはどうかということである．小柴胡湯は長期的に使用するような薬ではないと筆者は思っている．3. 小柴胡湯加桔梗石膏（文字通り小柴胡湯に桔梗・石膏を加えたもの）や 4. 桔梗湯（桔梗・甘草）はなるほど扁桃炎，咽頭痛にはよいが，この患者は「胃痛」でも受診しているのだから，これをまず治してあげよう．あるいはこれに注目しなければならないだろう．そうすると **2. 柴胡桂枝湯**（問題3）**しかない**．柴胡桂枝湯の適応症にも胃潰瘍，十二指腸潰瘍などがある．1. 葛根湯（問題4）は肩こりのあるまさに風邪をひいている人に使うのであって，小柴胡湯の適応とは違うからハズレ．ちなみに，この患者が風邪をひいても葛根湯は合わないだろう．

柴胡桂枝湯は，継続して服用していると風邪をひきにくくなる．筆者の外来では，この症例のような患者がたびたび訪れるが，柴胡桂枝湯を飲める人はだいたい丈夫になっていく．おそらく，免疫力がつくのだろう．

問題20

31歳女性．身長160cm，体重51kg．5年ほど前から，午後から夕方になると疲れやすくなり，37.5℃前後の微熱が出るようになった（朝の体温は36.0℃前後）．血液検査などを繰り返し受けたが異常はない．熱が上がる際には軽い悪寒がし，関節が痛くなるという．この患者に適当な漢方薬はどれか．
1. 麻黄湯
2. 小柴胡湯

3. 補中益気湯
4. 柴胡桂枝湯

解答と解説

前問と同様，この患者も熱が出る．「微熱」である．免疫力が弱いのだろうが，「血液検査などを繰り返し受けたが異常はない」のだから，現代医学的には異常なしと考えておいてよいであろう．そうすると，3. 補中益気湯でもよいし，先ほどの4. 柴胡桂枝湯でもよい．

もう少し問題文を読むと，この微熱は午後以降の発熱であり，朝には平熱に戻るという．そして極めつけは「熱が上がる際には軽い悪寒がし，関節が痛くなる」である．これは何だったろう？そう，往来寒熱だった．つまり**正解は2. 小柴胡湯**だ．先ほどの4. 柴胡桂枝湯でもよいかもしれないが，どちらか一方となると，よりピタリと合う小柴胡湯でしっかり治療すべきだろう．

悪寒・関節痛に眼がくらんで，1. 麻黄湯などを選ばないようにしよう．麻黄湯の合う状態は，「気」が体表で病邪を一気にせん滅するので，往来寒熱はみられず，悪寒→発熱は基本的に1回きりであるのだった（問題4参照）．

問題21

28歳女性．身長156cm，体重42kg．数年前より月経前になると憂うつになり，以前うつ病の診断を受けたこともあるが，最近では月経と無関係に精神状態はよくないという．神経質で細かいことにクヨクヨする．また，風邪をひきやすく，胃腸が弱く，じんま疹が出やすい．この患者に最も適当な漢方薬はどれか．

1. 半夏厚朴湯
2. 加味逍遥散
3. 香蘇散
4. 補中益気湯

解答と解説

女性が,「月経前になると」,「憂うつ」感に襲われる．あるいはイライラして周りの人に当たり散らす．よくある月経前症候群の一幕だ．しかし,最近では月経と無関係になっているので,それとは違うらしい．もともと「神経質で細かいことにクヨクヨする」という病前性格からみると,「うつ病」と見まがうほどの症状だったのだろう．しかしうつ病でもないらしい．

この患者は「風邪」をひきやすく,「胃腸が弱く」,「じん麻疹が出やすい」ということで,いわゆる「脾」が弱いのではないかと考えられる．この3つのキーワードから3. 香蘇散がヒットする．香蘇散は,香附子・蘇葉・生姜・陳皮・甘草からなり,香附子がうつ気分を改善する．蘇葉がじん麻疹を抑える．陳皮・生姜・甘草が「脾」を整える．蘇葉・生姜には軽度の発汗作用があり,桂皮とも少し似ており,このために風邪にも用いられるのである．

他の処方は, 1. 半夏厚朴湯は,主に厚朴の作用で「気」の流れを改善する（問題13）のだった．蘇葉も入るのでじん麻疹を抑えることもできよう．ただし残る半夏・茯苓・生姜はいずれも抗うつ作用は少なく,感冒とは何の関係もない．よってこれは落とす．2. 加味逍遥散は,問題11でも説明したが,これは最も月経前症候群向けの処方である．これも感冒とはあまり関係がなく,じん麻疹にも用いないことはないが,決して first choice ではない．4. 補中益気湯は,免疫系にも作用し,風邪ひきにもうつにもよいが,じん麻疹への効果という点で香蘇散に軍配が上がる．**正解は3.** である．

香蘇散は,シンプルな処方で,香附子という比較的使用頻度の低い生薬をメインにしているが,副作用もほとんどない穏やかな処方で,これはじつに幅広く使える．「困ったときの香蘇散」という人もいたようだが,それくらいいろんな症状に対処できる．要は「気」の流れをよくしてくれるのである．「『気』さえちゃんと流れていれば病気にはならない」と喝破した古典もあるくらいだ（『黄帝内経』）.

> **コラム　漢方外来に多い患者は？**
>
> 　主訴別にみると，筆者のところでは，不妊症とアトピー性皮膚炎が断トツだ．大体どこも婦人科系（月経不順，不妊症，更年期障害）や皮膚疾患（アトピー，痤瘡など）にアレルギー性鼻炎や気管支喘息などが多いようだ．
> 　男女別にみると，これは筆者が勤務したいずれの漢方外来でもそうだが，女性の比率が圧倒的に高い．現在のところでは8～9割が女性だ．漢方は女性にアフィニティが高いのだろうか．確かに，婦人科系が多い以上，女性の比率が高くなって当然だが．
> 　受診者の年齢をみると，意外なことに高齢者は少なく，平均年齢は35～40歳ぐらいだった．
> 　小児科は標榜していないのだが，漢方は小児にもよいから，全国的には分布がもう少し違うのだろう．ただし，子どもは漢方薬はなかなか飲みにくいだろうが．

問題 22

> 35歳男性．身長177cm，体重78kg．もともと短気な方だが，最近仕事上のトラブルで部下に当たり散らすようになって，自分でも制御ができずに困っている．血圧が135/89mmHgと若干高めになってきている．腹診では胸脇苦満と腹部の動悸を触れる．この患者に最も適当な漢方薬はどれか．
> 1. 黄連解毒湯
> 2. 加味逍遙散
> 3. 三黄瀉心湯
> 4. 柴胡加竜骨牡蛎湯

解答と解説

　がっちりした男性が「当たり散らす」と迫力あるだろうが，「自分でも制御ができずに」となると病的だ．周りの人はたまったものではない．
　こういう人には，1.～4.の処方はいずれも使える．ここで「血圧が若干高め」になってきているというと，黄連解毒湯，三黄瀉心湯，柴胡加竜骨牡蛎湯はいずれも高血圧に適応があるが，それがない加味逍遙散はひとまず保留になる．ここまでならばまだ決めることはできないが，腹診で「胸脇苦満」とくれば柴胡剤であるから柴胡加竜骨牡蛎湯と（保留中の）加味逍遙散が残り，「腹部の動悸」という決定打で**正解は 4. 柴胡加竜骨牡蛎湯**とする．
　柴胡加竜骨牡蛎湯は小柴胡湯の変法である．まずは小柴胡湯（問題5）をしっかり理解することでこの処方の理解は容易になる．つまり，小柴胡湯から甘草を抜いて，桂皮・茯苓・竜骨・牡蛎を足したものだが，この足した4つはすべて精神安定作用を期待されている．小柴胡湯ですでに柴胡，黄芩，半夏，人参，大棗がその作用をしているので，これを一層強化しているのである．とくに竜骨・牡蛎はその作用が強い．これらはそれぞれ動物の骨の化石であったり，牡蛎の貝殻であったりして，カルシウムなのだが，単なるカルシウムでもない．
　大黄については，入るものと入らないものとがあるが，入るほうがオリジナルである．便通に影響があるにせよ，大黄にも精神安定作用があり，とくにイライラを下すので，できれば大黄入りを用いたい．

問題23

21歳男性．身長168cm，体重53kg．2年前に電車内で心臓発作を起こした人をみて以来，電車に乗るたびにバクバクと動悸がし，「このまま死ぬのではないか」と不安に襲われるようになった．救急搬送されたこともあるが，精査の結果異常を認めなかった．この患者に最も適当な漢方薬はどれか．
　1. 半夏厚朴湯

2. 抑肝散加陳皮半夏
　　3. 苓桂朮甘湯
　　4. 甘麦大棗湯

解答と解説

　このような患者には，筆者もいずれの処方をも処方したことがあり，いずれも効果があった．意地悪な問題だと我ながら思う．だから，どれを解答としてもよいかもしれない．ただ，ここでは1つ選ぶ，first choice の練習をしているのだから，あえて絞ってみよう．

　若い男性で，やせている．しかも精神的にも線が細い…最近こんな男性が増えているようで，筆者なんかはいささか心もとないと感じているくらいだが，この患者は2年前に「電車内で心臓発作を起こした人をみた」という，たまたま遭遇したショッキングな出来事を機に，「自分がそうなったらどうしよう，そうなるんじゃないか」と不安になり，ついに同様の症状（しかし「精査の結果異常を認めなかった」から，同様の疾患ではない）を呈するようになったのだろう．だから，メンタルに作用する1.〜4.いずれでもよさそうなのだ．しかし，「バクバクと動悸」がするところを重視すると，これは「水毒」である．問題17をみるとわかるように，苓桂朮甘湯（りょうけいじゅつかんとう）が最もよいであろう．ただし「水毒」が心臓バクバクの直接原因なのではなく，一枚かんでいるというだけだ．**正解は3.** とする．

　もちろん，1. 半夏厚朴湯でも半夏・茯苓などが，2. 抑肝散加陳皮半夏でも半夏・茯苓・陳皮などが，水毒には対処できる．そのなかで，最もシンプルで first choice といえばやはり3. 苓桂朮甘湯であろう．茯苓がたくさん入ってこれを抑えるが，もし動悸が下から上へ突き上げるようなものであれば，これは動悸ならぬ動「気」で，「気」が突き上げてくるのだ．桂皮・茯苓にはこれを下げる作用もある．じつは桂枝茯苓丸（問題1）に桂皮・茯苓が入っている理由はこれでもある．桂皮は温めるだけではないのだ．

　さて，4. 甘麦大棗湯（かんばくたいそうとう）はあまり用いられない処方だ．名前のとおり，甘草・

小麦・大棗からなる．甘草がたくさん入り，気をつけて用いなければならない処方だが，実際にこれをベタで服用する人は多くはない．筆者はほとんど頓服または眠前1回で処方している．小麦には「抗悲哀作用」みたいなものがあるようで，クヨクヨしたり，シクシク泣いてしまうような場合によい．大棗はお腹の薬と思うだろうが，ここでは大量に用いて，酸棗仁湯における酸棗仁や加味帰脾湯（かみきひとう）における竜眼肉のような精神安定作用を期待している（問題13）．じゃあ酸棗仁や竜眼肉を使えばよいのに何で大棗なのかと聞かれても，大昔にそれぞれ別のところで別の時代に作られたものだから仕方がない，としかいいようがない．酸棗仁湯と甘麦大棗湯は同じ本（『金匱要略』）に載っているが，大棗で眠らせるわけではない．

問題24

29歳女性．教師．身長160cm，体重45kg．数カ月前に生徒の親とトラブルになって以来，黒板に字を書く際に手がふるえる．睡眠も浅くなっている．脈は速く90/minであり，腹診をすると，腹直筋の緊張が強くて，その形が2本の棒のように触れ，さらに臍の上下に強い拍動を触れる．この患者に適当な漢方薬はどれか．
1. 加味逍遙散
2. 四逆散
3. 抑肝散
4. 香蘇散

解答と解説

若い華奢な女性教師が，「生徒の親とトラブルになって以来，黒板に字を書く際に手がふるえる」というが，最近ではモンスターペアレント，モンスターペイシェントなどという語ができていて，男性教師でも，医師でも，こんなことをたびたび聞く．つまりは精神的なストレスだ．「睡眠も浅い」だろう．おちおち眠れないし，夢にも出てくるのだろう．

選択肢はいずれもすでにこの本で登場しているが，いずれもストレス状態によく用いられる処方だ．どれも Not bad だ．つまりどれもなかなかいい線いくわけだ．では決め手はどれか．

ここでは腹診が決定打となる．「腹直筋の緊張が強く」て，「2本の棒」となると，これは 2. 四逆散である．さらに「臍の上下に強い拍動」を触れるという．問題 3 の四逆散のところでは言及しなかったが，四逆散の人の腹壁は，小建中湯のように緊張があるが，小建中湯ほど薄いベニヤ腹ではなく，左右の腹直筋が緊張しているのが特徴である．

左右の腹直筋の 2 本棒といえば四逆散

である．

四逆散のバリエーションの一つ 1. 加味逍遙散でもよい．ただし simple is the best で，4 生薬の四逆散 vs10 生薬の加味逍遙散（問題 11）では，まずはシンプルなほうからいく原則に従おう．<u>正解は 2.</u> とする．

他に 3. 抑肝散はここまで激しい緊張を取るには力不足である．四逆散にも加味逍遙散にも柴胡＋芍薬が入り，精神の緊張＋筋緊張という 2 つの緊張を取ってくれるが，抑肝散には芍薬がないので，ほぼ精神面だけの作用となる．また，4. 香蘇散は問題 21 の解説をみていただけばよいが，これでは明らかに力不足であろう．

問題 25

77歳男性．身長169cm，体重70kg．2年ほど前から物忘れが目立つようになった．ちょっとしたことでも怒りっぽくなっている．他はほぼ健康であるが，便が4日に1行しかない．腹診では臍周囲および鼠径部付近に圧痛がある．この患者に最も適当な漢方薬はどれか．
 1. 抑肝散
 2. 当帰芍薬散
 3. 柴胡加竜骨牡蛎湯
 4. 桃核承気湯

解答と解説

　高齢者の「物忘れ」である．最近はこういう認知症に対しても抑肝散や当帰芍薬散などによる漢方治療を積極的に試みるようになってきている．もちろんメインでは使いにくいし，それほどの認知力改善作用もないので，現代医学のサポート療法として考えればよい．

　本症例では「怒りっぽくなっている」，しつこい「便秘」がキーワードであろう．これで1. 抑肝散と2. 当帰芍薬散は落ちるだろう．3. 柴胡加竜骨牡蛎湯または4. 桃核承気湯になるが，いずれでもよさそうだ．

　これも腹診が決定打となる．「臍周囲および鼠径部付近に圧痛」となると，これは瘀血のサインである．血行が悪いのだから，これを改善しなければならない．そうなると，3. 柴胡加竜骨牡蛎湯でこれをやることはできない．大黄くらいしかその作用をもたないからだ．4. 桃核承気湯は大黄・桃仁・桂皮で瘀血を去る．**答は4.** であろう．もちろん，3. ではいけないというわけではない．

　本題を外れるが，認知症の方はなかなか「認知症の薬」を飲んでくれないことがある．あるいは，服薬を忘れたり，飲んだかどうか怪しくなって必要以上に飲んだりすることもある．漢方薬も同じだ．

コラム　ストレスと漢方－漢方がストレス？

ストレスに漢方薬がよいことは，これまでの解説にも書いてきたとおりだ．
　筆者が漢方を専門にし始めてから，患者さんの層がそれまでの内科外来とはかなり違うことに気がついた．それは，訴えがかなり細かい，不定愁訴の人が多い，メンタルに問題を抱えている人が多いということだ．現代がストレスの多い時代である以上，それに打ち克つ方法を１つでも多くもっていることはよいことで，漢方がその１つであればそれは結構なことである．
　ところが，なかには漢方がストレスになっている人もいる．何を隠そう，以前の筆者がそうだった．小学生ごろまで風邪ばかりひいていたが，そのたびに葛根湯を煎じて飲まされていた．これがやたらとまずく，これを飲まされるのが嫌で風邪をひかなくなった（予防するようになった）のかもしれない．
　他の患者さんでも，例えば当帰四逆加呉茱萸生姜湯や呉茱萸湯などといったまずい漢方薬を飲んでいる人は，たびたび「別のお薬はありませんか…」と訴えることがある．呉茱萸という生薬が本当にまずいのだが，これには体内を温めるというよい作用があり，薬としては捨てがたいのだ．他には栝楼根もまずい．煎じるととくにまずさが増す．
　だから，「まずい薬を飲まなくてもよいように，養生に努めてください！」と言うことにしている．

問題 26

33歳男性．身長 165cm，体重 45kg．最近，秋以降に寝汗が多くなり，よく風邪をひくという．就寝中に必ず１回はパジャマを取り替えるという．発熱や炎症所見などはない．この患者に最も適当な漢方薬はどれか．

1. 補中益気湯
2. 桂枝加黄耆湯
3. 防已黄耆湯
4. 十全大補湯

解答と解説

　小柄でやせ型の男性患者だ．「秋以降に寝汗」というのは，暑くないのに発汗するということをわざわざ示したかったのだ！．就寝中に必ず1回はパジャマを取り替えるくらいなら，それこそよく風邪をひくだろう．「発熱や炎症所見などはない」ので，感染症，膠原病，悪性腫瘍などの熱ではなさそうだ．虚弱なものの寝汗である．

　では，虚弱とは何だろう．現代医学でこれを定義するのはむずかしいが，漢方ならば簡単で，つまり「気」の不足だ．そうだ，「気」が汗の漏れを抑えるので，「気」が減ると汗が漏れるのだった．問題9を参照のこと．そうなると，「黄耆がいるかな？」と思い出せばよい．だが，選択肢はいずれも黄耆を含む．いずれも寝汗によい．さて，絞り込もう．しかしもうキーワードがない…．

　まず1. 補中益気湯（問題9）は，「気」を補うのでいかにもよさそうだ．これは保留．2. 桂枝加黄耆湯（問題9）もよさそうだが，これは桂枝湯のバリエーションだ．基本的に風邪のときに使いたい．「気」を補う力は1. に劣る．3. 防已黄耆湯は「ガマ腹」と「浮腫」がキーワードになる（問題9）が，本症例はそのいずれもない．水太りどころかやせている．これはさすがに落とせるだろう．4. 十全大補湯も使えそうだが，これは「気」と「血」を補充する処方だった（問題1）．となると，本例は「血」については問題のあるような記載はないので，ないと考えて，**1. 補中益気湯が正解**だろう．

問題 27

34歳男性．身長174cm, 体重54kg. 夏など汗をかく量が少なく，のぼせてしまうものの，冬の今はかえって冷えるという．食が細く色白で，腹診にて腹筋が薄い．この患者に最も適当な漢方薬はどれか．

1. 葛根湯
2. 桂麻各半湯
3. 小建中湯
4. 黄耆建中湯

解答と解説

やせた男性が,「汗が少なく」て体温調整がうまくできず，夏には熱がこもってしまい「のぼせ」てしまうが，かといって「冬にはかえって冷える」というのだから，皮膚の体温調節機能にどうやら問題がありそうだということになる．

さて,「食が細く」,「色白」からは虚であることがうかがえるが，何といっても「腹診にて腹筋が薄い」が決め手で,「ははあ，小建中湯のベニヤ腹か！」（問題10参照）とつながればこれでOKである．問題なく3. 小建中湯を選べばよい．4. 黄耆建中湯（小建中湯＋黄耆）も非常によく似た処方だが，黄耆が邪魔である．これを入れるとかえって汗が出なくなってしまう．これはfirst choiceとしては選んではいけない．

また，1. の葛根湯や，2. 桂麻各半湯は，発汗をかけるという意味では応急処置として正解であるが，「今は冬」なのだから，現在汗をかけずにのぼせているわけではない．だからこれらも不適当である．よって**答は，3. 小建中湯**しかない．

問題28

24歳女性．身長155cm，体重40kg．片頭痛がほぼ毎月ある．とくに体が冷えると痛みが増す．胃腸もかなり弱いほうで，よく下痢をする．腹診では胃のあたりに水がたまったような「チャプチャプ」という音を聴くことができる．この患者に最も適当な漢方薬はどれか．
  1. 呉茱萸湯
  2. 桂枝人参湯
  3. 五苓散
  4. 当帰四逆加呉茱萸生姜湯

解答と解説

　若いやせ気味の女性患者である．「片頭痛」が「冷え」で増強する．この段階ではいずれでもよいが，3. 五苓散の効く頭痛は冷えよりも湿度と関連が強いので，五苓散は脱落しそうである．胃腸も弱いほうで，よく「下痢」をするというと，4. 当帰四逆加呉茱萸生姜湯はあまり使わないだろうが，落とせるわけではない．

　ここでもやはり決め手は腹診だろう．胃のあたりに水がたまったような「チャプチャプ」音が聞こえるのは，これは漢方では振水音という，人参などで解除すべき心窩部の痞えのことである．もっと簡単にいうと，

　　　振水音には人参湯

と記憶しておけばよい．問題3をみていただければわかるが，乾姜で腹部を温め，人参でさきほどのチャプチャプ改善作用を出す．これに桂皮が加わったのが2. 桂枝人参湯であるが，桂皮はじつは頭痛改善作用がある．桂枝湯（問題4）には，じつはこういう作用も期待して桂皮が配合されているのだ．この患者に2. 桂枝人参湯は使える．4. 当帰四逆加呉茱萸生姜湯には人参もないし，こういう振水音解除作用もないので，ここで脱落とする．

　さて，1. 呉茱萸湯とはどんな処方であろうか．これは人参も入り，呉茱萸

萸で冷えを取り，大棗・生姜で胃腸を整えるのだから，これでもよさそうだ．正解は 1. か 2. で十分よいと思うが，ちょっと欲張って 1 つに絞ってみよう．本症例は「胃腸もかなり弱い」というのだから，人参湯（問題 3）をベースにした **2. 桂枝人参湯のほうが正解**かな，という結論になってくる．とくに，呉茱萸湯はまずい処方の代表でもあり，あまり使いたくはない．

　余談だが，頭痛によく用いられる処方には川芎茶調散（せんきゅうちゃちょうさん）もある．詳しくは処方解説のところをみてほしいが，茶葉・香附子・川芎で痛みそのものを止め，羌活・防風・荊芥・薄荷・白芷などで水毒による頭痛を軽減するが，温める生薬が皆無に近いのだ．これは本症例には合わない．

問題 29

26 歳男性．身長 176cm，体重 75kg．血圧：120/76mmHg．1 年前から耳が詰まった感じが続いており，自分の声が耳に響くという．耳鼻咽喉科では耳管開放症と診断されたがとくに治療は受けていない．内科的にも異常がないが，顎が痛くて口が開きにくいことがある．脈は力強く触れる．この患者に最も適当な漢方薬はどれか．

1. 釣藤散
2. 八味地黄丸
3. 葛根湯
4. 柴胡加竜骨牡蛎湯

解答と解説

　この若くて丈夫そうな（←脈でもわかる）男性患者は，「耳が詰まった感じ」と「自分の声が耳に響く」という，内耳の圧の調整が失調している症状を訴え，しかも耳鼻咽喉科で「耳管開放症」と診断されているので間違いないだろうが，「とくに治療は受けていない」ことから，経過観察でよいということだろう．

ところで，この患者には「顎が痛くて口が開きにくい」という開口障害もある．これはじつは『傷寒論』にも出てくる「牙関緊急」に似ているのだが，この症状だけをとってみても，3. 葛根湯がよいと思われる．問題4でも解説したが，葛根・芍薬が筋をほぐすのだろう．そうすると，耳管開放も耳管の何らかの平滑筋が絡んでいるだろうと考えれば，葛根湯でいこうということになる．また，葛根湯は僧帽筋を中心にその付近の筋の緊張緩和をする作用があり，当然頸の諸筋の緊張をも緩和し，こりや頭痛などに効くのだろう．

他の処方であるが，1. 釣藤散，2. 八味地黄丸，4. 柴胡加竜骨牡蛎湯はいずれも耳鳴や難聴などに用いるが，ここでは若いがっちりとした男性であることから，1. と 2. はあまり用いられない．これらは中年以降に用いることが多い．もちろん"年齢による差別"は許されないからちゃんと検討するのだが，釣藤散は高血圧や頭痛によく用いられる処方である．六君子湯（問題10）のバリエーションで，六君子湯から大棗・白朮を除き，釣藤鈎で頭痛，耳鳴り，めまいなどを抑え，防風・麦門冬・菊花・石膏などで頭部の熱を抑える．こうしてみても，釣藤散は筋の緊張緩和には作用しがたい．2. も 4. もそれぞれの「考え方・使い方」の処方解説にあるとおり，筋の緊張緩和にはどうも作用する気配がない．したがって，3. 葛根湯がこのなかでは唯一の選択となるだろう．**正解は3.** とする．

問題30

36歳女性．身長162cm，体重45kg．半年ほど前の冬から下痢が断続的に続いており，歩くとグラグラと身体が揺れるようなめまいも続いている．内科的にはとくに異常を認めず，精神的ストレスもないが，冷えが強い．この患者に最も適当な漢方薬はどれか．
1. 苓桂朮甘湯
2. 真武湯
3. 釣藤散
4. 啓脾湯

解答と解説

　やせ気味の女性の慢性的な「下痢」である．下痢は非常に多い訴えの1つであり，様々な漢方薬が用いられるので，使い分けができるとこれだけでも漢方診療の腕が上がる．本症例では，これに「身体が揺れるようなめまい」が付随する．この症例は内科的にはとくに異常を認めず，精神的ストレスもないことから，身体動揺感（問題17）である．下痢＋めまいとくればピンとくるのは何だろう．ちなみに，

下痢＋回転性めまいには五苓散

がよいことが多い．
　問題17で真武湯を選ぶのであったが，今回も似ている．しかし下痢がメインである．このまま真武湯でよいのか．よい．ちゃんと下痢が「冬から」続いているからだ．冷えたために下痢になったのだ．後半にも「冷え」が出てくるではないか．だから，温めて「水」の流れをよくする真武湯でよい．
　ほか，4．啓脾湯（けいひとう）も下痢の治療によく用いられる．筆者はこれを一番使う．ただし，啓脾湯は六君子湯から大棗・陳皮を除いたものに沢瀉・山薬・蓮肉・山査子など，消化を整え下痢を止める薬を並べている．下痢そのものにはよく効くが，冷えにはほとんど効果がない．だからここでは真武湯のほうがよい．**正解は 2．**である．
　苓桂朮甘湯（問題17）や釣藤散（問題29）は，下痢にはほとんど無力である．

問題 31

29歳女性．身長162cm，体重55kg．血圧：94/52mmHg．普段は健康だが，多忙で睡眠不足になるとしばしば立ちくらみがする．昨日も電車内で立っていると，スーッと血の気が失せて目の前が真っ暗になり，気がつくと他の乗客に腕を支えられていたという．舌診ではほぼ正常で，腹診では腹力がない．この患者に最も適当な漢方薬はどれか．
　1．苓桂朮甘湯

2. 真武湯
3. 補中益気湯
4. 五苓散

解答と解説

　女性の「立ちくらみ」は多いだろう．多忙で睡眠不足になると，立位で「目の前が真っ暗」になるという．

　さて，ここであげた選択肢は，いずれも立ちくらみによいものばかりである．「普段は健康」でもあり，1. 苓桂朮甘湯の必要なめまいや動悸はなく（問題 17），2. 真武湯が必要な冷えや下痢もない（問題 30）．舌診ではほぼ正常であるから，当然歯痕などの水毒所見もなく，4. の五苓散でもない（問題 16）．となると，これは低血圧（起立性）であろうから（実際に 100mmHg を切ってもいる），「気」を頭部へ引き上げる 3. 補中益気湯が最適であろう．「腹力がない」こともこれを裏づける所見だ．補中益気湯については問題 9 で解説したとおりだから，ここで再度の解説は不要だろう．**正解は 3.** である．

コラム　めまい，耳鳴りは漢方で治るか

　一般内科をやっていたときは，めまいを訴える患者さんを診るのが一番苦手だった．漢方外来専従のような形になった現在では，めまいのスクリーニングは漢方以外の他医のもとで完了し，"異常は見当たらない"といわれた患者さんを診るのだから，大きな心配はないにせよ，治すのはまったく簡単ではない．

　耳鳴りはもっと大変だ．これも耳鼻咽喉科経由で"異常はない"といってこられるのだが，結局治らない人がこちらへまわってくるのだから，漢方治療で軽減させることができた患者さんはあまりいない．

問題32

49歳男性．身長171cm，体重69kg．血圧：148/92mmHg．6年前より高血圧で治療中である．のぼせが最近ひどく，顔が真っ赤になる．イライラして便秘がちである．この患者に最も適当な漢方薬はどれか．
 1. 黄連解毒湯
 2. 桂枝茯苓丸
 3. 三黄瀉心湯
 4. 柴胡加竜骨牡蛎湯

解答と解説

　中年男性の「高血圧」で，治療中であるものの「顔が真っ赤」になる「のぼせ」があって，「イライラ」して「便秘」がちである．ここで「中年女性の」とくれば「更年期かな？」という選択も出てくるが，男性である．2. 桂枝茯苓丸（問題1）はひっかけである．ただし，証が合えばもちろん使える．
　いずれの選択肢も使えないことはないのだが，1. 黄連解毒湯（問題17）は便秘に対応できないし，2. も同様だ．桂枝茯苓丸が男性のイライラには効いたためしがあまりない．桂枝茯苓丸は，この方面ではおそらく女性ホルモンの作動経路でないと効かないのだろう．4. の柴胡加竜骨牡蛎湯でもよいが，first choice，よりシンプルに，必要最小限の処方となると，3. 三黄瀉心湯で十分であろう．**3. が正解**とする．

　三黄瀉心湯は大黄・黄芩・黄連の3生薬しか入っておらず，血行を改善してイライラなどの熱を取る基本的な処方である（問題7）．柴胡加竜骨牡蛎湯はこれから黄連を取って，たくさんの生薬を付けたしたものとみてもよい（問題22）．ただし，大黄入りのほうだ．
　逆に，「ストレス性だから柴胡剤である柴胡加竜骨牡蛎湯のほうがよいのでは？」という疑問がわくかもしれない．問題3で，柴胡のくだらない洒落をあげて説明した甲斐があったというものだ．もちろんOKである．正し

い．だからこれでもよいと考えられる．だが，より正確に使い分けるにはどんな情報があればよいだろうか．

それは「腹診」だ．腹診上，おそらく臍の上下に動悸が激しく触れ，胸脇苦満などもあったりすれば柴胡加竜骨牡蛎湯になる．三黄瀉心湯の場合は，基本的に胸脇苦満はないし，動悸もない．

問題33

40歳男性．身長176cm，体重69kg．ここ数年間，パソコンを長時間使う仕事に従事している．最近著しく視力が低下し，眼の疲れや肩こり，頭痛，腰痛もひどい．また，若干下痢気味であるという．血圧：144/94mmHg で，最近高めだという．脈を診ると沈んで元気がない．この患者に最も適当な漢方薬はどれか．
 1. 防風通聖散
 2. 黄連解毒湯
 3. 苓桂朮甘湯
 4. 七物降下湯

解答と解説

また中年男性の高血圧である．前問はイライラが強かったが，こちらは「視力低下」，「眼の疲れ」，「肩こり」，「頭痛」，「腰痛」と趣が違う．「パソコン」を仕事でかなり使っているのだろうか．悪い姿勢で長時間打つというのであれば，かなり血行が悪くなっていそうである．

さて，この症例では舌診や腹診所見がない．設問のために，ところどころわざと所見を抜いてきているだけで，ちゃんととるべきだが，問診で「眼の疲れ」，「肩こり」，「頭痛」，「腰痛」といっているのだから，これらから血行の悪さを推測しなければならない．また，脈診で「沈んで元気がない」脈を触れることから，1. 防風通聖散や2. 黄連解毒湯の力強い脈や，3. 苓桂朮甘湯のバクバクした脈でもないので，これらは適当な処方ではない可能性が高

くなる．また「下痢気味」とあるから，防風通聖散は普通，使わない．そうなると一気に4．七物降下湯(しちもつこうかとう)に絞られてしまう．**正解は4．**である．

また，防風通聖散はともかく，黄連解毒湯や苓桂朮甘湯には血行改善作用はほとんどないから，薬効面からみてもこれらは落とせる．

七物降下湯は，四物湯（問題8，問題15解説）に黄耆・黄柏・釣藤鈎を足したものである．四物湯ベースだから血行はよくなるだろう．黄耆・釣藤鈎にもじつは血行（とくに微小循環）改善作用があるようで，この処方を作った大塚敬節先生（1900〜1980）はそのあたりの現代の薬理作用を考慮して作られたのではないかと筆者は考える．軽度（140–160mmHg程度）の高血圧には比較的効きがよく，本処方単独で正常血圧に落ち着くことも多い．

問題34

71歳女性．身長146cm，体重44kg．血圧：102/62mmHg．数年前から眼がかすみ，ものが歪んで見える．眼科に定期的に受診しているが，とくに異常はなく加齢による変化だといわれ，治療は受けていない．春先にはスギ花粉によるアレルギー性結膜炎もある．このほか，腰痛，膝痛，しびれなど，冷えにより増強する下半身の症状もある．この患者に最も適当な漢方薬はどれか．

1. 小青竜湯
2. 八味地黄丸
3. 六味丸
4. 牛車腎気丸

解答と解説

高齢の女性が（男性でもよいが）「眼がかすむ」といえば，まずは白内障を疑ってかかるが，ここでは「ものが歪んでみえる」というので，黄斑変性か何かであろうか．眼科では，異常とまではとらえられてはいないようである．「加齢によるもの」すなわち年相応の変化，正常な老化だというのだろ

うが，釈然としない．それはまあいいとしよう．ここは漢方外来だ．

さて，この患者は「冷えにより増強する」という「腰痛」，「膝痛」などを抱えており，これらは高齢者特有の症状でもある．眼にスギ花粉による「アレルギー性結膜炎」があるからといって1. 小青竜湯に飛びつかないこと．小青竜湯は，麻黄・桂皮で発汗させるのは麻黄湯（問題4）と似ているが，もともと水毒が皮下にたまった浮腫の改善剤なのである．現代のようにアレルギー鼻炎・結膜炎の特効薬ではない．芍薬・甘草で発汗しすぎを抑え，五味子・半夏・細辛・乾姜で咳や痰を鎮める．桂皮・細辛・乾姜には確かに温める作用はあるが，「加齢」とどうも結びつかない．

「加齢」？？　…そして残りの選択肢2.～4. をみると，これは六味丸とそのバリエーションではないか！　問題2を思い出そう．この3つのなかで，3. 六味丸には附子が入らず，温める作用が他の2つよりも弱い．さらに，下肢の症状が多いことから，2. 八味地黄丸よりも，それに牛膝・車前子を加えて下肢の血行をより改善する4. 牛車腎気丸のほうがより適切であろう．**正解は4.** である．

本問は眼の老化についての問題であったが，眼ではなく老化の方に焦点を当ててみた．少し外れるが，白内障には八味地黄丸でよいことが多い．進行が抑えられるように筆者は思う（正確な統計はとっていないが）．

問題35

30歳女性．身長156cm，体重54kg．いつも眼の下に隈ができている．月経痛が強く，鎮痛剤を毎回常用している．運動不足で，肩こりや頭痛も常にある．この患者に最も適当な漢方薬はどれか．
1. 当帰芍薬散
2. 桂枝茯苓丸
3. 四物湯
4. 十全大補湯

解答と解説

　月経のある女性で「眼の下に隈」とくれば，これだけで血流が悪い「瘀血」の状態だと考えてよい（問題F）．「月経痛が強い」とあるから，これも瘀血の徴候だ．「肩こり」や「頭痛」も常にある．しっかり瘀血だ．

　患者の情報は以上である．とくに体力がないとか，虚弱体質だとか，そういう情報もない．もしあれば4.の十全大補湯で「気」を補い血行も改善することになる（問題1）．あるいは，浮腫（水毒）があれば，1.当帰芍薬散でよい（問題1）．いずれもここではちょっとズレる．そうなると，2.桂枝茯苓丸でただ血行をよくするか（問題1），3.四物湯で「血」を補いつつ血行をよくするか（問題8）という選択になる．さあどうする？

　四物湯は，すでに書いたように当帰・芍薬・川芎・地黄からなり，「血」を補う作用がある（血行をよくする作用は桂枝茯苓丸には及ばない）．ということは，皮膚のかさつき，脱毛，眼の疲れなどの症状が出ているはずだ．しかし本症例では一切書いていない．だからこちらではなくて，桂枝茯苓丸でよいということになる．実際の臨床では，この2つを併用することもある．芍薬がダブるが，こりをほぐしてくれるのでむしろよい．<u>正解は2.</u>とする．

問題36

43歳男性．身長175cm，体重80kg．血圧：98/68mmHg．よくパソコンを使うが，数年前から視野に糸くずのようなものがみえ始め，徐々に増えてきた．眼科では飛蚊症で，加齢によるもので異常ないといわれた．生活状況は運動不足で疲れやすく，ときに浮腫があり，よく汗をかく．この患者に最も適当な漢方薬はどれか．

1. 越婢加朮湯
2. 六君子湯
3. 八味地黄丸
4. 防已黄耆湯

解答と解説

「よくパソコンを使う」中年男性の視野に数年前から視野に糸くずのようなものがみえ始めた．飛蚊症である．飛蚊症には，網膜剥離で急を要するものもあるが，多くは加齢による慢性的なもので，放置可なものである．放置可能だから眼科では治療がないため，しばしば漢方外来に駆け込んでくる．しかし，残念ながらあまり効果がない．そうなると，眼を狙っていくより，

「体質を改善」して底上げを図り，眼にも効かせる

という間接的な方法に切り替えざるを得ない．これは漢方お得意の方法で，こうしているうちに主訴の症状が取れてくることは少なくない．

さて，この患者は運動不足で「疲れやすく」，よく「汗」をかく．しかもオーバーウェイトで小太りだ．これで，もし水太りでガマ腹だったら，即 4. 防已黄耆湯を選ぶべきだ．ここでは保留しておく．

問題 34 でみたように 3. 八味地黄丸が頭をかすめた人もいるだろう．なるほど．しかし八味丸を投与すべき積極的な所見はあるだろうか．「加齢」がそれに当たるという人もいるだろうが，患者のすべての現象は加齢と関係がある．全員に八味丸を出すわけにはいかないのだ！（もしそうだったら漢方外来はどんなに楽か…）．

まして，ここで 1. 越婢加朮湯や 2. 六君子湯を選ぶ理由は何があるだろう．越婢加朮湯とは，麻黄・石膏・蒼朮・大棗・生姜・甘草からなり，麻黄・石膏・蒼朮で熱性の湿疹や，赤く腫れた関節炎（赤くなくてもよいが，要は活動性）を治す処方だが，これがなぜか眼の湿疹，眼の炎症によいのだ．これは覚えておこう．しかし，"眼といえば越婢加朮湯" の短絡思考でも困る．この症例には一切，熱関連の症状はないからである．冷ます石膏を使うなんてとんでもないのだ．それにちょいと釘を刺したつもりだが，そこまで考えた人はいないだろうか．

六君子湯は胃を整え，水毒を治す（というよりも「痰」を除去する）処方だが（問題 10），じつは確信をもってこれを選んだ人には理由をこちらから聞いてみたい．これがたぶん大正解だからだ．しかし，本文でこれを積極的に推す理由はなく，"保留" 中の防已黄耆湯と比べると，4. 防已黄耆湯を採

るのが普通だろう．"水太りでガマ腹"とは書いていないが，身長・体重でわかろうというものだ．よって**正解は4.** としておく．

問題37

33歳女性．身長155cm，体重50kg．血圧：98/64mmHg．スギ花粉によるアレルギー鼻炎と結膜炎にかかっており，小青竜湯を服用していたが効果に乏しいので中止している．現在は眼の痒みが著しい．この患者に最も適当な漢方薬はどれか．
1. 小青竜湯
2. 黄連解毒湯
3. 十味敗毒湯
4. 越婢加朮湯

解答と解説

初心者に限らず漢方関係者ならみんなそうだろうが，

「アレルギー鼻炎」と「結膜炎」とみれば小青竜湯

が浮かぶ．そうでなければ，漢方に関してはよほどのヒネクレ者かモグリであろう．それほど人口に膾炙した処方である．眠気のきやすい抗ヒスタミン剤とは違って，むしろ麻黄の覚醒作用（注：エフェドリンを含む）で眠気がこない．日に3度飲まねばならない（抗ヒスタミン剤の多くは1〜2回）が，それでもありがたい薬として使っている人も多いようだ．

…が，この患者はその伝家の宝刀・小青竜湯が効かないという．それをいまさら使うのは愚の骨頂だ．1. はあり得ない．さて，ではどうするか．

現在は「眼の痒み」が著しいとある．ほかに情報はないが，せいぜい体格はまずまずで，血圧も高くないということぐらいである．むしろ低い．

話は変わるが，麻黄は高血圧の人には使いづらい（エフェドリンのため）．逆に，低血圧の人にはそういう心配は少ない．ならば！とそこで思い浮かぶのが4. 越婢加朮湯である．そう，前問で出てきたばかりだ．これでもよい．

あとの2. 黄連解毒湯，3. 十味敗毒湯はいずれも熱を取る処方だが，ここ

では初出の十味敗毒湯について少し説明する．

　十味敗毒湯は排膿・抗炎症・消腫の生薬をずらりと並べた処方である．「消腫」というのは，局所の浮腫を軽減する作用のことで，広い意味ではこれも抗炎症作用の一つである．局所は痒みも伴い，掻くと悪化するので，止痒作用のある生薬である防風・荊芥も配合されている．この組み合わせも消風散（しょうふうさん）（後述）など皮膚疾患治療によく用いられる．このほか，とくに桔梗が排膿を促進するので，出るべき膿は出す．このため一時期悪化するようにみえることもある．

　十味敗毒湯は日本で作られた処方〔華岡青洲（1760～1835）による〕で，おのずと用いられる生薬も日本独自のものが入る．樸樕の代わりに桜皮（咳を鎮め，湿疹やじん麻疹を抑える）を用いることもある．十味敗毒湯は清熱作用が若干弱いので，実際には黄連解毒湯などを併用することが多い．また，一般の抗生剤の併用も，とくに皮膚疾患では大いに考慮してよい．というより，併用禁忌や併用注意は現在のところはないので，むしろそうするほうが実用的であろう．

　その黄連解毒湯は，黄芩・山梔子が顔の炎症によく効く印象がある．

　結局，2～4のどれで始めてもよいが，痒みという点で防風・荊芥を使いたい．防風・荊芥の勉強と思って，<u>正解は 3.</u> としたい．

コラム　眼の漢方

そもそも眼の疾患に漢方が効くと思っている患者さんが少ないのか，眼に関する主訴で受診される方が少ない．そういえば，眼科医で漢方をやっておられる方も，他科に比べると少ないように筆者は感じている．

筆者自身，眼が疲れやすく，飛蚊症に悩んでいた．現代医学的には「眼の使いすぎ」で点眼薬を出されて終わりだったが，自分のやっている漢方で何とかならないのかなといろいろ調べてみたら，『審視揺函』という本に「雲霧移睛症」という名前で紹介されているのを発見した．目の前を雲や霧がうつろう病気という．目の前を蚊が飛ぶよりもうんと何とも風流な病名だが，みえる「雲霧」の色別に治療法が載っていたのには驚いた．むろん，これを参考に処方を組んで飲んでみた．少し改善したような気がする．

ただし，『審視揺函』そのものは現段階の読者にはあまり勧めない．結構怪しげな話も多く載っているからだ．

問題38

36歳男性．身長174cm，体重70kg．血圧：148/86mmHg．20歳ごろから春季の鼻アレルギーで，耳鼻咽喉科で治療中である．2年前から鼻汁が1年中出るようになってきた．くしゃみや鼻閉はない．胃腸は丈夫だがじん麻疹が出やすく，冷えやすい体質だという．この患者に最も適当な漢方薬はどれか．

1. 香蘇散
2. 苓甘姜味辛夏仁湯
3. 葛根湯加川芎辛夷
4. 十味敗毒湯

解答と解説

長年の「春季鼻アレルギー」から通年性になってきた．他のアレルゲンに

もアレルギーを獲得しているのだろうか．あるいは，血管運動性鼻炎といわれるものかもしれない．こういう人は増えてきたように思う．とにかくこういう人をみれば，条件反射で小青竜湯だが出てくるのだが，前問でも説明したとおり，「それでよいのか？」と自問して欲しい．

この患者は鼻炎症状のほか，「冷えやすい体質」だという．これが決め手だろう．冷えるのだから，温めるような薬がよいはずで，選択肢のなかでは 2. 苓甘姜味辛夏仁湯がこういう作用をもつ．

苓甘姜味辛夏仁湯は，生薬の頭文字を並べたもので，中身が非常に覚えやすい処方である．茯苓・甘草・乾姜（生姜ではない！）・五味子・細辛・半夏・杏仁からなる．ある先生が，

"苓甘姜味辛夏仁湯は小青竜湯の裏の処方"

とおっしゃっていたが，そんな感じである．半夏・乾姜・杏仁・五味子は咳と痰（鼻汁も）を協調作用で改善する．どれが咳止めでどれが痰，というふうには分けにくい．しかしじつにニクイ組み合わせだ．細辛にもそういう作用があるが，とくにこれは肺を温めるつもりで入れてある．裏の処方というのは，実の人に小青竜湯を使うところがこの人は虚だから，小青竜湯の虚の人向けバージョンとしたのだ（問題6を参照のこと）．

さて，3. 葛根湯加川芎辛夷は，葛根湯に川芎・辛夷を加えたもので，葛根湯が理解できていれば理解は容易である．もちろん，葛根湯加川芎辛夷は，葛根湯を使うような患者に対して使うというのが前提である．川芎は血行をよくし，辛夷は鼻閉を緩和するので，とくに鼻炎による「鼻閉」に効果が高い．川芎は頭痛も改善するため，鼻閉による頭痛にもよい．葛根湯がよさそうにみえても鼻閉があれば使うことを考慮してよいし，川芎が血行をよくするため，肩こりだけでも葛根湯＜葛根湯加川芎辛夷がよいことが多い．むしろそういうケースは多いので，じつはこちらのほうが使いやすいかもしれない．

単なる鼻閉であれば，辛夷清肺湯のほうがより効果が高い．あるいは葛根湯加川芎辛夷に併用するとよい．しかし，本症例では鼻閉も頭痛もない．よって 3. は使わない．

「じん麻疹」に目がくらんで 1. 香蘇散（問題 21）や 4. 十味敗毒湯（問題

37) を，と思った人もいるだろう．しかし，これらの処方は「冷え」とは関係ない．あえて使うことはない．よって**正解は 2.** とする．

ところで，麻黄について先に触れたので，この患者の血圧をみてみよう．少し高い．すなわち，

血圧が高い人には麻黄をあまり使いたくない

であろう（じつは前問で既出）．この目でみると，小青竜湯も 3. 葛根湯加川芎辛夷も麻黄を使っている．苓甘姜味辛夏仁湯は麻黄フリーだ．

もっとも，この患者は血圧がめちゃくちゃ高いわけではないから，小青竜湯に入っているくらいの麻黄なら注意しながら使えばよいのである．だから小青竜湯を毛嫌いしなくてもよい．十分使える．本問の選択肢に入っていれば，まずこれを選ぶのが筋だろう．

問題 39

32歳男性．身長172cm，体重70kg．血圧：118/76mmHg．春先に鼻閉が強いが，耳鼻咽喉科では慢性鼻炎といわれており，鼻茸もある．頭痛もたびたび経験するが，内科を受診し片頭痛治療薬を処方されたが，あまり効果がないという．これ以外にはとくに異常はない．この患者に最も適当な漢方薬はどれか．

1. 小青竜湯
2. 葛根湯加川芎辛夷
3. 辛夷清肺湯
4. 荊芥連翹湯

解答と解説

春先に鼻閉が強いが，スギ花粉によるアレルギー性鼻炎だけではないのかもしれない．「慢性鼻炎」で「鼻茸（鼻ポリープ）」もある．「頭痛」もたびたびあって片頭痛の薬が効かないというと，これは慢性副鼻腔炎による頭痛ではないかと疑ってみる．「これ以外にはとくに異常はない」というので，

常套手段で3.辛夷清肺湯で行ってみよう．

　辛夷清肺湯は，辛夷がメインで鼻の通りを改善する．ツンとした芳香があり，これがよいのだろうか．ほかの石膏・知母・麦門冬・黄芩・山梔子・升麻などが熱を除き炎症を抑えるので，辛夷清肺湯は徹底した抗炎症剤でもある．さらに枇杷葉・百合が痰を鎮め，咳を止める．鼻ポリープは炎症性のものだろうだから，慢性炎症を鎮めるこの処方はぴったりだろう．これで炎症が治まれば，おのずと頭痛も退いていくに違いない．<u>正解は3.</u>とする．

　他の選択肢を検討する．葛根湯加川芎辛夷も候補だが，肩こりはないので葛根湯の適応とは遠いし，抗炎症作用は辛夷清肺湯より劣る．よって落とす．
1.小青竜湯は，そもそもこういう鼻閉より鼻汁の改善に優れることは，前問までの解説でもくどいほど述べてきた．これも落ちる．

　では，4.の荊芥連翹湯はどうだろう．熱を除き，イライラや炎症を抑える黄連解毒湯（問題17）を少量に，「血」を補う四物湯（問題8）を少量足し，さらに十味敗毒湯のところ（問題37）で話したとおり防風・荊芥で痒みや痛みを抑える，痒みを伴う皮膚の炎症によい処方だ．抗炎症の柴胡・枳実・連翹・薄荷・甘草，排膿を促す桔梗・白芷なども加わって，色とりどりの生薬だ．これだけで皮膚炎をはじめとする様々な炎症の万能薬のようにも思える．これでもよいが，いずれの生薬も少量ずつ配合されていて，ズバッと速効性がないところはもどかしい限りである．比較すれば辛夷清肺湯に軍配が上がる．あるいは，辛夷清肺湯で急性期を乗り切ったら，荊芥連翹湯でじっくり治療するというのもありだろう．

問題40

21歳女性．身長164cm，体重57kg．血圧：106/56mmHg．1年ほど前から鼻出血が週に数回あるようになり，飲酒すると翌朝はほぼ必ず出血するという．内科的にはとくに異常を認めない．便秘はなく，月経は周期23日で痛みはあまり強くない．舌は紅色で，脈は力強い．この患者に最も適当な漢方薬はどれか．

1. 芎帰膠艾湯
2. 黄連解毒湯
3. 桂枝茯苓丸
4. 三黄瀉心湯

解答と解説

　内科的にはとくに異常を認めない，若い女性の「鼻出血」．出血傾向の検索は済んでいるものと考えてよいだろう．「出血」にはいずれの処方もよさそうなのだが，「鼻出血」が「飲酒」で悪化するといえば 2. 黄連解毒湯だ．ちなみに，酒は熱性のものというとらえ方が漢方というか中国にはあり，熱による様々な害は，熱を冷ます薬で対処しようというわけだ．

　月経周期 23 日というのは短い．これも熱証の 1 つと考える．もちろん，周期が長いとそれは寒証と考えるのが漢方流だ．だからやはり，熱を冷ます薬で治療する方針でよい．よって**正解は 2.** である．

　さて，他の選択肢をみていく．まず「便秘はなく」とあるから，4. 三黄瀉心湯は落ちる．組成が黄連解毒湯と似ていて，上半身の熱にとくによい処方だが，大黄が入るため下剤と化すのだ．

　月経痛は強くないので，これは瘀血がきつくないことを示す．舌は「紅色」というのは熱があるときの色であって，瘀血を反映しているのではない．瘀血では，舌は紫を帯びてどす黒くなる．「脈は力強い」というのは実であることの意味である．こうやって所見を"翻訳"していくのだ．よって，3. 桂枝茯苓丸も候補から落ちる．

　「出血」といえば 1. 芎帰膠艾湯は非常に重要なツールである．四物湯に阿膠・艾葉という止血薬が配合されているから，止血だけでなくて「血」を補う（「血」の新生？）作用もある．しかしこれは，下半身からの出血のための処方で，痔や子宮からの出血によい．冷ます薬は入っていないので，この患者の出血とはちょっと違う．なお，芎帰膠艾湯だけで出血が止まらない場合は，補中益気湯を加えて「上へ引き上げる」とよい．

問題 41

42歳男性．身長170cm，体重82kg．血圧：128/67mmHg．若いころからいびきがひどかったが，最近日中の眠気が強く，耳鼻咽喉科で鼻閉による睡眠時無呼吸症候群と診断され，手術を勧められている．この患者に最も適当な漢方薬はどれか．

1. 半夏厚朴湯
2. 小半夏加茯苓湯
3. 辛夷清肺湯
4. 防風通聖散

解答と解説

主訴は「いびき」であるが，最近「日中の眠気」が強いという．なぜに日中に眠気がするのか，それは耳鼻咽喉科で診断されているように，「睡眠時無呼吸症候群」だからだ．「手術を勧められている」くらいだから，相当な程度にあるとうかがえる．

さて，「日中の眠気」だけにひっかかって，補中益気湯かな，などと考えた人はまさかいないだろうが，「いびき」だけを狙っていくとちょっと苦しい展開になる．「のどの詰まり」だから1. 半夏厚朴湯だろうか，2. 小半夏加茯苓湯(しょうはんげかぶくりょうとう)だろうか…もちろん，それでもよい場合があるかもしれないが，積極的にこれらを選ぶことは現段階では無理だ．

この患者の身長，体重をみると，かなりの肥満である．睡眠時無呼吸症候群が肥満者に多いことを考えると，4. 防風通聖散でやせさせたほうがよいかな，という選択も出てくる．これもよいかもしれない．ただ，よく読んでみると「鼻閉による」とある．鼻閉が治ればあとは「いびき」も「日中の眠気」も解決するかもしれない．したがって **3. 辛夷清肺湯**（問題39）**が正解**であろう．

ちなみに，2. 小半夏加茯苓湯とは，半夏・茯苓・生姜からなり，半夏厚朴湯（問題13）から厚朴と蘇葉を抜いたもので，作用もおのずと限定される．

あまり用いられないようだ．

> **コラム　花粉症は体質改善で治りますか**
>
> 　同じような質問は毎日のように耳にする．「高血圧は体質改善で治りますか」，「糖尿病は体質改善で治りますか」，「肥満は…」と．
> 　花粉症に関していえば，中程度の人までならば漢方をお勧めする．なぜなら，抗ヒスタミン剤のように眠くならないからだ．とくによく用いられる小青竜湯などは，若干の覚醒作用（麻黄による）があるくらいだ．ただし，これでは症状が止まらない人も3割ほどいて，点鼻薬・点眼薬を併用することも多い．
> 　さて，花粉症が"治る"ことはあるのか．筆者のもとでは毎年100名くらいの人が花粉症で漢方治療を受けているが，毎年1名は投薬なしの経過観察に移行できる人がいる．約1％だ．花粉症の自然治癒率がどれくらいなのか知らないが，もし平素漢方を飲んでいることで"体質が変わり"，花粉症を発症しなくなっているとしたら面白いのだが．
> 　ただ，ほとんどの方は毎年「対症療法」として小青竜湯ほかを飲んでいるのが現状だ．

問題 42

39歳女性．身長158cm，体重50kg．血圧：102/56mmHg．半年ほど前から，朝起きると口の中で苦い〜塩辛いような変な味がする．胃が悪いと思って内科を受診したら，逆流性食道炎だろうということで投薬を受けているが，改善しない．肩こりや頭痛もよく起こる．この患者に最も適当な漢方薬はどれか．

1. 茯苓飲
2. 半夏瀉心湯

3. 呉茱萸湯
　　4. 葛根湯加川芎辛夷

解答と解説

　「朝起きると変な味がする」というとき，これは逆流性食道炎によるものではないだろう．逆流性食道炎が合併していることはもちろんあるだろうが，逆流性食道炎そのものの症状ではない．もしこれなら食後に強いはずだ．大体こんな変な味うんぬんの場合は，慢性鼻炎による後鼻漏か，う歯（虫歯），歯槽膿漏などの歯周病による．

　さて，「肩こり」や「頭痛」もよく起こるということで，慢性鼻炎があることをかなり疑わせてくれる問題文だが，もちろん断定はできない．しかし，慢性鼻炎とは関係ない症状であっても，これらも改善できればよい．そうなると4. 葛根湯加川芎辛夷が浮上してくる（問題38）．**4. が正解**だ．

　ほかの選択肢をみてみよう．1. 茯苓飲は，人参・茯苓・白朮・陳皮・枳実・生姜からなるが，嘔気・胃内容の逆流を止める働きがある．これは筆者が，胃を意識して加えた"ひっかけ選択肢"である．2. 半夏瀉心湯は，半夏・人参・乾姜が痰や咳を鎮め，お腹を温めて下痢や吐き気を抑えるほか，黄芩・黄連でイライラや炎症を抑える．大棗・甘草は胃腸を整える．これも胃内容物の停滞を改善する作用がある．3. 呉茱萸湯も胃が作用点で，鼻ではない．いずれもここでは無縁の処方だ．

問題43

　46歳女性．身長165cm，体重57kg．1年前から緊張したり月経前になったりすると舌がピリピリ痛むようになった．口内炎や舌炎もよくできるほうである．ときに動悸や喉の痞え感などを伴うが，内科および耳鼻咽喉科的にはとくに異常を認めない．この患者に最も適当な漢方薬はどれか．

1. 柴朴湯
2. 茵蔯蒿湯
3. 黄連湯
4. 黄連解毒湯

解答と解説

　こういう，「緊張」したり「月経前」になったりすると「舌がピリピリ痛む」のは舌痛症である．

　舌の痛みはいろんな原因で起こりうるが，器質性に異常がなく，しかも内科的異常（貧血など）もなく，ほかに痛みを説明できるものがないときに除外診断として病名がつく．したがって完全な不定愁訴であり，現代医学的にはほとんどなすすべがないので，漢方の面目躍如する分野でもある．

　さて，器質異常はないので，「口内炎」や「舌炎」は舌痛とは直接関係がないが，これらには2. 茵蔯蒿湯，3. 黄連湯，4. 黄連解毒湯などの熱を冷ます処方はよいことが多い．あと，半夏瀉心湯も黄連・黄芩を含み（問題42），同じように口内炎に用いられる．

　こうなると，1. が答かということになるが，そうなのだ．**正解は1.** である．EBMでも柴朴湯は舌痛症によいとされているが，それだけではちっとも漢方的でないので，補足する．

　柴朴湯とは，その名のとおり，小「柴」胡湯と半夏厚「朴」湯の合方である．2つ以上の処方を合わせた処方をこう呼ぶ．重なる半夏，生姜などは，一般にそれを多く含むほうの処方の量に合わせてある．だから，合方は両者の作用を併せもっている．柴朴湯のその作用とは，主に小柴胡湯の抗炎症作用（問題5）＋半夏厚朴湯の鎮咳・祛痰作用（問題13）なのだが，じつは両者に備わっている，それぞれ微妙に異なる「抗ストレス作用」が強化されることにもなった．小柴胡湯の柴胡・人参，半夏厚朴湯の厚朴・蘇葉が相補的に作用する結果となったのだ．だから，この処方はそんじょそこらの抗不安薬よりも効く（…かもしれない）．ただし，だからといってバンバン使っ

ていると痛い目に遭う．小柴胡湯が骨格だから，その副作用（間質性肺炎など）もほぼそのまま引き継いでいるからだ．注意して使おう．また，柴朴湯は漢方薬のなかでは高価なほうに入るので（エキス最高額は柴苓湯〔さいれいとう〕），コストパフォーマンスを考えると，気管支喘息あたりの治療に絞ったほうがよいのかもしれない．

ちなみに2. 茵蔯蒿湯とは，茵蔯蒿・山梔子・大黄からなり，4. 黄連解毒湯を理解していると理解しやすいかもしれない．黄連解毒湯は3つの「黄」と山梔子で清熱一辺倒の処方であった．茵蔯蒿湯は，茵蔯蒿で内臓の熱を取り，これを山梔子で尿として，大黄で便として，それぞれ排出するものだと考えるとわかりやすい．

また，3. 黄連湯は黄連解毒湯と名前が似ているが，まったく違う．黄連で上部の熱を取る作用は共通だが，あとの桂皮・人参・半夏・大棗・乾姜・甘草は下部を温め，胃の痞えを取る処方なのだ．口内炎や舌炎にも効くが，黄連解毒湯が全身の熱を取る意味で効くのに対し，黄連湯が効くのは，まず下半身が冷えるために相対的に上半身が熱を帯びてしまった状態（上熱下寒，問題2を参照）に対してである．

問題44

36歳女性．身長164cm，体重54kg．数カ月ほど前に夫に一度「口臭がする」といわれ，それから「常に口臭がしているのではないか」と気になるようになった．しかし口腔内に異常はなく，内科的および耳鼻咽喉科的にはとくに異常を認めない．口臭は朝や空腹時に強く，歯を磨いても変化に乏しいと言う．口臭が気になって人と会うことが億劫になり，出勤するのが憂うつになっている．夫も「最近は口臭はない」と言い，診察時にも聞診で口臭はない．この患者に最も適当な漢方薬はどれか．

1. 茯苓飲
2. 香蘇散

3. 辛夷清肺湯
4. 葛根湯加川芎辛夷

解答と解説

「口臭」がすると一度夫に言われたのがきっかけで，常に口臭が気になるようになった．「気になる」のがポイントで，こういう患者は診察時には口臭はしていないこともよくある．本症例もそうで，口腔内に異常はなく，内科的および耳鼻咽喉科的にはとくに異常を認めないし，「歯を磨いても変化に乏しい」となると，実際に異常な口臭があるのかどうか．ないのかもしれない．もちろん生理的な範囲の口臭は誰でもあるだろうが，いったん気になり始めるとどうなるだろうか．

その結果，人と会うことが億劫になり，出勤するのが憂うつになっている．口臭は，夫も「最近はない」と言い，診察時にもないので，もしあっても生理的な範囲のものではないか．どうやら病的に意識しすぎている「口臭恐怖症」の可能性が高くなってくる．

本症例では，問診以外の情報がほとんどない．前問と同じく柴朴湯でもよさそうだが，ここの選択肢にはない．このなかでメンタルに作用するのはほとんど2. 香蘇散しかない．3. 辛夷清肺湯，4. 葛根湯加川芎辛夷は，前問のような慢性鼻炎による口臭に，また1. 茯苓飲は胃炎によるものにはよいだろう．だが，本症例ではこれらもなさそうだ．

では，もし柴朴湯と香蘇散とではどちらがよいか，となると，筆者はこう考えている．

柴朴湯（半夏厚朴湯）は症状が咽喉あたりに集中している
香蘇散は漠然としている

ものにそれぞれよい，と．北里研究所の花輪先生の御著『漢方診療のレッスン』には，半夏厚朴湯は"メモの証"とあった．問診票を細かい字で埋め尽くすような愁訴の多さ，細かさをもつ患者さんには半夏厚朴湯がよいという．香蘇散は逆に訴えが少なくぼそぼそと訴えるような患者さんによいという．

本問は口臭（と限定的）なのに，香蘇散なのか？　という疑問が当然出るだろう．この方には筆者も手こずり，四診でもほかにこれといって特記すべき所見がなかったのだ．ただ，診察している間にも非常に心気的な，しかもうつうつとした印象が強く，「これは香蘇散（で逃げる）しかないだろうなあ」と思ったのだ．

　柴朴湯を試していないので何ともいえないが，あえていえば香蘇散がよりシンプルだ，first choice としてはこちらか，と思っただけだ．これが効いてしまったのだ．よってここでは **2. が正解** としておくが，これにこだわる必要は全くない．

問題 45

> 54 歳女性．身長 151cm，体重 50kg．1 年前から口の中が乾燥するようになり，う歯も多く，歯科でシェーグレン症候群かもしれないといわれたが，膠原病内科では否定されている．他に服用中の薬もない．舌は苔に乏しく，乾いている．他にはときどき咳が出る程度である．この患者に最も適当な漢方薬はどれか．
> 1. 麦門冬湯
> 2. 三物黄芩湯
> 3. 白虎加人参湯
> 4. 八味地黄丸

解答と解説

　中高年女性で，口の中が乾燥し「シェーグレン症候群」と疑診されるほどの口腔乾燥症の例である．膠原病内科では否定され，また薬剤性のものも否定されたとしても，いわゆるドライマウス症状は続いているわけだ．舌診でも「苔に乏しく，乾いている」のだ．こういう場合にも漢方薬が使えることがよくある．

　選択肢はいずれも熱を冷ますもので，結果として潤いを出すようなものば

かりだが，実際に熱がある場合と，問題2の六味丸や問題43の黄連湯のところで説明したように，じつは下半身が冷えていて上半身が相対的に熱を帯びた場合とがある．漢方では前者を実熱，後者を虚熱（または仮熱）というが，虚熱の起こるメカニズムとして，「血」や「水」の不足をあげている．黄連解毒湯や3. 白虎加人参湯は実熱を冷ます処方であり，1. 麦門冬湯や2. 三物黄芩湯は虚熱を冷ます．4. 八味地黄丸は虚熱を冷ますが，下半身の冷えを温める作用もある．

　さて，本例では下半身の冷えを訴えていない．この年齢では大抵あるのが普通だが，訴えとしては出てきていないので，まずは保留しておく．これで4. 八味地黄丸も保留である．もしこれが六味丸なら（問題2）採用，であるところだ．1. 麦門冬湯や2. 三物黄芩湯に絞られた．実熱ではないのだから3. 白虎加人参湯は落ちる（問題8）．

　三物黄芩湯は地黄・黄芩・苦参の3つからなる．地黄で潤いを出し，黄芩・苦参で熱を冷ます．一方，麦門冬湯は麦門冬・粳米・人参などが潤いを出すが，とくにこの患者の「乾いた咳」には麦門冬がよい．気道に潤いを与えるのだ．粳米・人参は口渇を抑える作用をもつ．半夏には鎮咳作用がある．大棗・甘草で処方を整える．こうしてみると，どちらが適切かはすぐにわかるだろう．**1. 麦門冬湯が正解**だ．4. 八味地黄丸は保留解除して落とす．

　なお，粳米・人参には唾液を増やす作用があるのだろう．白虎加人参湯にもこの組み合わせがある．ほか，石膏・知母が熱を冷ます．

問題46

25歳女性．身長164cm，体重52kg．緊張すると右の咬筋あたりが痛くなり，開口障害（指2本まで挿入可能）も起こる．咀嚼すると同部がカクカクと音がする．内科を受診したが，「顎関節症かもしれない，神経質だから気を大きくもつように」といわれた．肩こりや便秘もある．この患者に最も適当な漢方薬はどれか．

1. 葛根湯

2. 抑肝散加陳皮半夏
3. 柴胡桂枝湯
4. 加味逍遙散

解答と解説

　若い女性が「緊張」すると右の「咬筋あたりが痛く」なり，「開口障害（指2本がやっと挿入可能）」を起こしており，「咀嚼」すると同部が「カクカクと音」がする．もちろん器質性疾患のスクリーニングは必要だが，内科医の診断通り，「顎関節症」の可能性が高い．しかし，「気を大きくもつように」というだけでは患者としてもどうしようもない．医師としては診断がついてほっとするのかもしれないが，患者としてはむしろ「診断名なんかどうでもよいから早く治してほしい」というのが希望だ．スクリーニングの必要があれば漢方治療と並行しながらやればよい．

　さて，顎関節症とすると，緊張を解き，筋をほぐすような治療がよいだろう．これには柴胡・芍薬の組み合わせがよい．これを含むのは3. 柴胡桂枝湯，4. 加味逍遙散だけだ．しかしこのようなアプローチは初心者には難しいだろうか．

　よくみると，この症例には「肩こり」や「便秘」もある．これを目標とすると，使えるのは4. 加味逍遙散だけだ．これを取っ掛かりとして絞り込んで，顎の症状にも使えるかどうか，ああ使えるなあ，という決め方でもよいかもしれない．

　顎の咬筋＋肩こりにのみ注目すれば1. 葛根湯でもよいだろう．とにかく葛根・芍薬で筋肉をほぐす．しかしpsychoの成分が全くないので落ちる．2. 抑肝散加陳皮半夏は抑肝散＋陳皮・半夏で，psychoにはよいが，筋をほぐすような作用はない（問題18）．3. 柴胡桂枝湯はいい線いく．これでもよいかもしれない．ただ，加味逍遙散の柴胡・山梔子・薄荷・牡丹皮という抗ストレス作用に比べれば，柴胡桂枝湯はいささか頼りない．しかも便秘にはほとんど効かない．そうするとやはり **4. 加味逍遙散を正解** としよう．患者

が若い女性であることも，加味逍遙散の選択を後押しするだろう．

問題 47

19歳男性．身長174cm，体重63kg．よく風邪をひき，熱が長引いて咽頭痛が残ることが多い．今回も数日前から風邪をひいており，本日の体温は朝37.2℃，夕38.4℃であり，扁桃腫大および頸部リンパ節の腫脹があり，喉が大変痛いという．この患者に最も適当な漢方薬はどれか．
1. 桔梗湯
2. 桔梗石膏
3. 小柴胡湯
4. 小柴胡湯加桔梗石膏

解答と解説

若い男性患者で，やせ気味である．「よく風邪をひく」というのは，免疫が弱いのだろうか．その結果「熱が長引いて咽頭痛が残る」というのだからやはりそうだ．若いのにスパっと治らない（治せない）のだ．

さて，本日も「発熱」があり，「扁桃腫大」および「頸部リンパ節の腫脹」があって「喉が大変痛い」というから，本日だけをとってみると，まず咽頭痛を治すべきだろう．こういうときは桔梗を使う必要がある．1.桔梗湯（問題19）や2.桔梗石膏がよいが，桔梗湯は桔梗＋甘草で，この場合は消炎作用を期待されている．甘草には消化サポートと抗炎症という2つの主な作用があるのだった（問題16コラムを参照のこと）．一方，桔梗石膏は桔梗＋石膏で，石膏の熱を冷ます作用もプラスされる．本日は熱があるため，石膏入りのほうがよいだろう．

しかし，よく考えればこういう風邪（？）の経過は3.小柴胡湯の適応である（問題5の解説文参照）．数日前から熱が続いている．こう考えてくると，小柴胡湯に桔梗が入るとよいなあ，それでは4.小柴胡湯加桔梗石膏がよさ

そうだな，ということになる．**正解は4.** とする．

問題 48

33歳女性．身長164cm，体重57kg．血圧：100/54mmHg，脈拍106/分．5年前あたりから喉が痞えている感覚が取れず，ピンポン玉のようなものが詰まっているか，喉を軽く締められているような感じが常にするという．食欲や体重の変化はない．喫煙や飲酒はしない．この患者に最も適当な漢方薬はどれか．

1. 半夏厚朴湯
2. 半夏瀉心湯
3. 柴朴湯
4. 茯苓飲合半夏厚朴湯

解答と解説

比較的若い女性患者にはこういう「喉が痞えている」と訴える人がちらほらいる．体格もがっしりしている人が多いように思う．脈拍106/分は速い．喉のつかえ感は「5年前」からあって，「食欲や体重の変化はない」し，「喫煙や飲酒はしない」し，そもそも若いからおそらく悪性（食道癌や喉頭癌など）ではないだろう．しかし，「喉が痞えている感覚」が取れず，「ピンポン玉のようなものが詰まっているか，喉を軽く締められているような感じ」というから，かなり具体的な訴えである．

こういう状態を漢方では「梅核気（ばいかくき）」といい（問題E），梅の種（核）が喉に詰まったような感じが続くのであるが，漢方ではその正体は「気」の流れが喉のところで滞っていると考える．だから詰まった「気」の流れをよくしてやれば治るとするのである．

こういう，喉のあたりの具体的な訴え，となると，問題44の解説を参照していただきたい．これはまさに1.の半夏厚朴湯だ．**1. が正解**だ．

選択肢をみてみよう．3.と4.はそれぞれ半夏厚朴湯と小柴胡湯，茯苓飲

との合方であるが，他の処方を合わせなくても半夏厚朴湯単独で十分効きそうだし，まずはシンプルに開始すべきだし，そもそも小柴胡湯や茯苓飲の効きそうな印象はあまりうかがえない（ゼロではない）．したがって，3．，4．をいきなり使うには及ばない．

では，2．の半夏瀉心湯はどうだろうか．これは問題42で説明したように，半夏・人参・乾姜が痰や咳を鎮め，吐き気を抑えるほか，黄芩・黄連でイライラや炎症を抑える．大棗・甘草は胃腸を整える．胃内容物の停滞を改善する処方であり，ここではあまり効果はなさそうだ．

コラム　半夏生

ちなみに「半夏生」という暦日がある．夏至の10日後，毎年7月2日頃であるが，このころに生える植物が半夏である．もとは，半夏の葉が半分白くなる時期だから半夏生とよぶようになったという話だが，とくに梅雨が明けようとする初夏，高温多湿なのでこの時期はいろいろと体をこわしやすいので，いろいろと各地で戒めの行事がある．

半夏は，身体の「湿」を除去する生薬で，半夏厚朴湯，半夏瀉心湯，小半夏茯苓湯，二陳湯（にちんとう），六君子湯などの処方に組み込まれている．

問題49

52歳男性．身長168cm，体重64kg．血圧：144/94mmHg．4年前から痰を伴う咳や労作時の息切れが慢性的に続いており，慢性閉塞性肺疾患の診断で，内科でサルメテロール（β_2刺激薬）＋フルチガソン（副腎皮質ステロイド）の吸入治療を毎日続けているが，いまだに喫煙（30年以上）しているという．この患者に最も適当な漢方薬はどれか．
　1．麻杏甘石湯

2. 麦門冬湯
3. 柴朴湯
4. 神秘湯

解答と解説

　慢性閉塞性肺疾患（COPD）の男性である．筆者は，COPDにせよ，糖尿病にせよ，きちんとコントロールできていない場合は漢方診療をお断りすることが多い．本末転倒させてはいけない．まずは現代医学的にしっかり治療し，治療が不可能な場合や何がしかの不足が避けられないときに初めて漢方が登場するものだと思うからだ．

　この患者はすでに現代の治療がなされているので，いまさら漢方が必要かどうかをまずは評価しなければならない．どうやら現代薬できちんとコントロールできていないようだ．しかも，いまだに悪化要因の喫煙を続けている．まずはこれを止めさせることなど，漢方の前にやることがたくさんある．精査のうえの不定愁訴ならば，最初から漢方で治療してもよいかもしれないが，この場合もちゃんと現代医学の眼を経てきているわけで，いきなり漢方というのはとにかく今の世の中では勧めない．だから，この場合の選択肢はいずれも×である．

　…といいたいところであるが，そういうのがすべてクリアされたとして，なおかつ漢方もというのであれば，以下漢方治療を考慮しよう．

　まず，この場合は「痰を伴う咳」があるため，乾燥性咳に用いる2. 麦門冬湯よりも，湿性咳に用いる他の処方のほうがよい．また，血圧が高めであるので，できれば麻黄は使いたくない．そうなると1. 麻杏甘石湯，4. 神秘湯は使いたくないほうに入る．自動的に3. 柴朴湯だけが残る．これでよいのかどうか吟味する．

　麻杏甘石湯は，麻黄・杏仁・甘草・石膏からなり，麻黄湯から桂皮を抜いて石膏を加えたものである．桂皮がないので発汗作用はかなり減り，代わりに麻黄のもつ気管支拡張作用，杏仁の鎮咳作用が強く出る．石膏は熱を取る

ので，気管支炎，肺炎によく用いられてきた．麻黄が多量に入るが，麻黄の気管支拡張作用は，サルメテロール（β_2刺激薬）を使用していれば漢方として追加する必要はない．また，本症例では「熱」はないので石膏は不要だ．よって却下する．

　神秘湯は，柴胡・麻黄・厚朴・杏仁・蘇葉・陳皮・甘草からなり，麻黄・杏仁・甘草は麻杏甘石湯と共通で，厚朴・陳皮がさらに咳を鎮め痰を切る．きわめつけは柴胡と蘇葉で，抗アレルギー作用をもつ．独特な漢方薬だが，麻黄が多量に入るので，血圧の高いこの症例には用い辛いところだ．柴朴湯＋麻杏甘石湯を簡略化したような処方で，筆者はよく使う処方のひとつだ．

　その柴朴湯は，小柴胡湯＋半夏厚朴湯だった（問題43）．抗炎症・抗アレルギー作用に，去痰作用などをもつ．麻黄も含まないいかにも本症例にふさわしい．よって**正解は3.** とする．

問題50

60歳男性．身長167cm，体重52kg．血圧：110/60mmHg．4カ月前から「脈が跳んで気持ちが悪い」状態が断続的に続いている．循環器内科に数件受診し，いずれでも「上室性期外収縮で治療は不要」と言われた．脈診で結代を認め，舌は乾燥気味で，腹部に大きく動悸を触れる．この患者に最も適当な漢方薬はどれか．
1. 半夏厚朴湯
2. 炙甘草湯
3. 桂枝人参湯
4. 苓桂朮甘湯

解答と解説

　壮年男性の上室性期外収縮の症例である．治療は不要なことが多いが，外来にちらほらと混じってくる．いろいろと気になるようなタイプの人が多い．この患者も「脈が跳んで気持ちが悪い」状態が断続的に続いているから，何

らかの介入が必要になる．

さて，脈診で「結代」を認め，「舌は乾燥」気味，ということから，「血」の中の「水」が不足して乾燥しているために「血」が澱んで瘀血になっている，と漢方では考える．したがって，「血」を潤すような，それで血行をよくするような処方を使えばよい．これには2. 炙甘草湯（しゃかんぞうとう）が最適だろう．中身を見ると，地黄・阿膠・麦門冬・人参・麻子仁が潤いを出し，桂皮が血行を改善し，大棗・生姜・甘草がこれらの薬を飲みやすくする（とくに地黄・阿膠は粘稠で胃もたれしやすいので）．「腹部に大きく動悸を触れる」というのは炙甘草湯の目標の一つである．**正解は2.** とする．

他の選択肢をみてみよう．1. 半夏厚朴湯は「喉のあたり」の心気的な訴

コラム　咳の漢方薬

咳の治療に用いられる漢方薬は多く，ここであげた以外に，滋陰降火湯（じいんこうかとう），滋陰至宝湯（じいんしほうとう），竹茹温胆湯（ちくじょうんたんとう），五虎湯（ごことう），清肺湯（せいはいとう）などがある．背番号90番台ばかりだが，これらの使用頻度はあまり高くない．筆者も咳を訴える患者を多く診るが，竹茹温胆湯，五虎湯はこれまでに使った記憶がない．他は年間各1例くらいには使っているだろうか．大体，小柴胡湯，麻杏甘石湯，柴陥湯（さいかんとう）あたりで済んでいる．五虎湯を除いて，これらの処方はたくさんの生薬を含み，いちいち覚えていられないのだが，基本的に，構成生薬がすべて頭に入っている処方しか使わないことにしている．

読者のなかには，「これだけ漢方処方の数があるのだから，使い分けなくては…」と思う几帳面なかたがおられるかもしれないが，全然そんなことはないので心配いらない．一生使わないような処方もいくつかあるはずで，要は使いこなせる処方を絞って，徹底的に使い倒すことである．シンプルな誰でも知っている処方でサクッと治すのが，じつは患者さんにとっても有り難いはずだと思う．

なお，八味丸や四君子湯で取れる咳もある．ただの偶然ではない．

えによいのだった（問題43）．ただしこの症例では実際に不整脈があるのだから，気のせいだけではない．よって1.は保留としておく．

では，3.桂枝人参湯はどうか．これは人参湯（問題3）に桂皮を足しただけのもので，人参湯のように冷えて下痢するような人が頭痛や動悸を訴える場合によい．この患者は冷えも下痢も頭痛もない．よってこれは合わない．

最後に，4.苓桂朮甘湯は水毒による動悸によいのだった（問題23）．この患者には水毒はない．むしろ乾いているのだ．よってこれも合わない．

炙甘草湯は，いろんな生薬が入っていて結構理解しにくい処方のひとつであるが，細かいことはいまは深く考えなくてもよいので，上記のように大雑把に理解しておけばよい．ただし，炙甘草湯（炙った甘草がメイン，という意味）には甘草が多く含まれるので，要注意処方のひとつだ．必要もないのにだらだらと使わないことだ．

問題51

70歳男性．身長165cm，体重64kg．1週間ほど感冒で咳が続いているが，咳をするたびに胸痛が出現するようになった．内科で胸部X線撮影や心電図などの検査を受けたが，異常はみられない．舌は暗赤色で，舌下静脈は怒張している．この患者に最も適当な漢方薬はどれか．
1. 桂枝茯苓丸
2. 麦門冬湯
3. 麻杏甘石湯
4. 柴陥湯

解答と解説

高齢の男性が「感冒」で「咳」が続いたのちに「胸痛」が出現したという．内科で検査を受けたが虚血性心疾患ではなさそうだ．しかし「舌は暗赤色」で，「舌下静脈は怒張」というのは，いかにも血行が悪そうだ．これは瘀血のサ

インとして有名である．仮に胸痛が心筋梗塞などによって起きていたとしても不思議ではない….

さて，この患者の何をどう治せばよいのか，まずそこをはっきりさせたい．瘀血を治すか．それもよい．ただ，いまは咳による胸痛が優先だろう．というわけで，胸痛を伴う長引く咳であれば，4. 柴陥湯が最もよい（問題6を参照のこと）．1. 桂枝茯苓丸は瘀血改善薬だから，咳を抑える作用はない．もちろん，瘀血を治す分には併用して使ってもかまわない．2. 麦門冬湯は胸痛とは関係ない（問題45）．3. 麻杏甘石湯もこれ自体は胸痛とは関係ないし，熱をとる処方なのに本症例では熱は明らかではない（ということは，本書では「ない」ことに）ので，これも不適当だ．**正解は4.** とする．

問題52

42歳女性．身長158cm，体重47kg．10年ほど前からストレスがたまると胃痛がする．最近は内科でプロトンポンプ阻害剤を投与され，症状はほぼ安定しているが，冷え症でもあり月経痛も強いので，身体全体を漢方で治療したいという．この患者に最も適当な漢方薬はどれか．
1. 安中散
2. 黄連湯
3. 六君子湯
4. 四逆散

解答と解説

中年女性のストレス性胃炎〜胃潰瘍（？）で，プロトンポンプ阻害剤で治療されているから，これ以上漢方で何をしろというのだ？　もう十分じゃないか？　と思いたくもなるが，「冷え症」で「月経痛も強い」ので「身体全体を漢方で治療したい」ということだから，この辺りに効果をもつ処方を選べばよい．

選択肢をみてみよう．すべて胃に効く処方ばかりである．1. 安中散は一言でいえば胃を温めて（胃の血流を改善し）痛みをとる処方である．すべての構成生薬が，多少の違いはあれどもこの作用を担っている．とくに延胡索は効果が高い．牡蛎は精神安定させ，胃酸をも中和するから，これも胃痛に間接的に効いている．安中散には茴香，縮砂などちょっと変わった生薬が使われているが，これは処方ごとに作られた年代，地域が違えば使われる生薬も違ってくるのだから当然である．

安中散は，数十年前までは画期的な漢方処方だったのかもしれないが，現在は H_2 受容体拮抗剤，プロトンポンプ阻害剤などがあるので，この処方の用途は減ってきていると思われる．むしろ，適応にはないが月経痛によいことも多く，当帰芍薬散と併用するとかなりよい効き目を実感できることが少なくない．

次の 2. 黄連湯は確かに下半身を温めるが（問題 43），疼痛にはあまり効果がない．3. 六君子湯（問題 10）は人気の高い処方であるが，これも胃痛など痛みにはあまり効かない．胃もたれのほうによい．4. 四逆散はストレス性胃炎によいのであった（問題 3）が，月経痛や冷え症には効果がほとんどない．効果のある人もいるが，附子などを追加して用いるとこの効果が得られるようになる．ここでは安中散にはかなわないだろう．よって**正解は 1.** とする．

ついでに附子（末）の使い方について．各メーカーからブシ末，炮附子末，加工ブシ末，アコニンサン…などの名前で出されているが，健康保険上はあくまでも「漢方処方の調剤に用いる」，すなわち単独で処方できないしくみになっている（アコニンサンは可能）．医学的には単独で用いても問題ない．生薬の附子そのものは猛毒だが，加熱などの処理をして減毒させ，粉末状にしたものが一般に用いられている．ほかの処方に，温める力，鎮痛効果などを追加したいときに添加する．量は 0.5-1.5g/日くらいを通常用いる．これ以上だとのぼせやしびれが出てくることがあり，使うときは少量より開始する．また，八味丸や真武湯など，附子をもともと含む処方と一緒に用いるときはとくに注意する．

問題 53

32歳女性．身長155cm，体重49kg．2年前から胸やけやゲップが頻繁に起こるようになり，漢方医のもとで半夏厚朴湯を処方されているがまったく改善しない．便秘気味であり，便通がよくないと上部消化管症状も強いという．この患者に最も適当な漢方薬はどれか．
1. 茯苓飲合半夏厚朴湯
2. 六君子湯
3. 調胃承気湯
4. 二陳湯

解答と解説

「胸やけ」や「ゲップ」で半夏厚朴湯が効かないという症例である．ほかで漢方薬を飲んでいて効かないから，といってあなたの外来にかかる患者もいることを忘れてはならない．

さて，この2症状だけをみて，ポンと選ぶ処方はおそらく2.六君子湯だろう．ほとんどの人がそうするだろう．もちろん，その思考過程は正しいし，それでよいことが多いだろう．しかし，ここでは半夏厚朴湯がまったく効かないということをよく考えよう．半夏厚朴湯は半夏・茯苓・厚朴・蘇葉・生姜である．六君子湯は人参・白朮・大棗・陳皮などが入ってくるが，半夏厚朴湯に比べて果たしてどれくらいゲインがあるだろうか（あくまで胸やけ・ゲップに対する効果）．1.茯苓飲合半夏厚朴湯にすれば改善するだろうか（問題48），いっそ六君子湯から人参などを抜いた，簡単な4.二陳湯（半夏・陳皮・茯苓・生姜・甘草）にしてみるか，ということも考えながら問題文を読み進める．

すると，この患者は「便秘気味」であり，「便通がないと上部消化管症状も強い」ということがわかる．これが大きなヒントだ．何だ，便さえ通じていれば胸やけ・ゲップは軽くなるんじゃないのか，と発想を転換すると（す

るまでもないか），3.の調胃承気湯（ちょういじょうきとう）で便通をよくしてみようかと思うわけである．したがって **3. が正解**だ．

　調胃承気湯は，大黄・甘草（これだけで大黄甘草湯という別の処方になる）・芒硝からなる．まあ，下剤である．しかし，この「調胃」という名前からみると，胃を整えるという意味があるのは間違いないだろう．下剤成分が漢方薬にしては少なめで，おそらくこの症例のような「便が痞えて胸やけ，ゲップ」がするような患者に用いたのだろう，と思いを馳せることができる．実際にそのような患者は少なくないので，筆者はわりとよく用いる（もちろん，下剤としてではない）．

　ついでにいうと，「承気湯」とは「『気』を下ろす処方」というくらいの意味で，「桃核承気湯」が問題7で既出であり，これは調胃承気湯＋桃仁・桂皮である．より瘀血に配慮した処方なのだ．他にも「大承気湯」というのがあるが，これは大黄・芒硝・厚朴・枳実からなり，おおいに下す処方である．もともとは大量の下剤成分を含んでいたが，エキス剤にはなぜか少量ずつしか入っておらず，下剤としてはそんなに"派手"なものではなくなっている．

　選択肢の解説を追加する．二陳湯は，半夏・陳皮の2つは古（旧）い方を用いるべしというので"二陳"（陳旧）という名がついたのだが，六君子湯から人参・白朮・大棗を抜いたものだ．水毒（「痰」）を除く作用があるが，いまは六君子湯全盛期（？）だからか，ほとんど顧みられることのない処方になり下がっている．安価だし，うまく使えばよい処方だと思うが．

コラム　胃薬の使い分けは？

　漢方にも胃の治療を担う処方はたくさんある．有名なところでは，六君子湯，半夏厚朴湯，黄連解毒湯などは毎日処方するくらい重要なものだ．このあたりの使い分けについては問題を解いていれば自然と身につくだろうが，さて，他にも登場していない処方がいくつかある．
　そのなかでも特にマイナーな胃苓湯は，「胃」と名前がついている以上，胃の薬だ．これは平胃散と五苓散の合方だから，平胃散がわかればよい．その平胃散だが，蒼朮・厚朴・陳皮・大棗・生姜・甘草からなり，六君子湯や半夏厚朴湯に近い処方である．筆者も滅多に使わないし，一般にもほとんど使用されないであろう．これでなくてはならない，という局面が筆者には感じられないのだ．
　茯苓飲と六君子湯の使い分けについて，以前詳しく（しつこく？）尋ねてきた人がいた．よく似た処方なのでなるほどそういう質問が出るのは理解できるが，筆者は甘草のトラブルを避けたいときなどに，六君子湯がよさそうにみえても茯苓飲からはじめている．こちらには甘草が入らないし，コストも安い．しかしはっきりいってどちらでもよいケースが少なくない．

問題 54

21歳女性．身長152cm，体重44kg．幼少時より乗り物酔いがひどいが，最近飲酒すると嘔気・嘔吐がひどく，少し食べ過ぎただけで下痢しやすくなった．片頭痛や浮腫も起こしやすい．この患者に最も適当な漢方薬はどれか．
1. 半夏白朮天麻湯
2. 五苓散
3. 半夏瀉心湯
4. 苓桂朮甘湯

解答と解説

　幼児，小児は「乗り物酔い」しやすい．三半規管が未成熟だからだろうか．しかし成人でもすぐに酔ってしまう人はいる．この患者は「飲酒」で「嘔気・嘔吐」がひどく，「下痢」もしやすい．これらに「片頭痛」や「浮腫」とくれば，これは水毒にやられた人である．さあ，ピンときただろう．

　選択肢をみてみよう．いずれの処方も水毒にはそこそこ効きそうだが，水毒といえば2. 五苓散をまず思い浮かべよう．これが first choice だろう．あとはその可否を問えばよい．

　1. 半夏白朮天麻湯（問題17）はちょっと大げさかと思う．ちなみに，この処方を筆者も結構使ってきたが，あまり効いたためしはない．3. 半夏瀉心湯は下半身を温めるので下痢にはよいが（問題42），水毒の薬ではない．4. 苓桂朮甘湯は「『気』の上昇」に使うもので，このように下痢するものにはあまり適当ではない（問題17）．よって**正解は2.** でよい．

　余談だが，五苓散！　こんなに適応の広い，しかも害のない漢方薬はないのではないか．投与量も overdose ということがそもそもないし，利尿作用があるからといって，効きすぎて脱水になることもない．適当なところで止まる．"使えない"ケースというのは非常にまれで，桂皮（シナモン）アレルギーの場合くらいだろうか．ちなみに，筆者は常に鞄に入れて持ち歩いている．このように非常に便利な薬だが，不要であれば使わないようにしよう．

問題 55

68歳男性．身長166cm，体重64kg．2年前に大腸がんで結腸を一部切除した．その後から腹部の膨満や脹痛がたびたび起こるようになり，腸閉塞で入院したこともある．この患者に最も適当な漢方薬はどれか．
1. 桂枝加芍薬湯
2. 当帰湯

3. 大建中湯
4. 桂枝加芍薬大黄湯

解答と解説

　2年前に「大腸がん」の「手術後」から腹部の「膨満」や「脹痛」が起こり，「腸閉塞」もやったことがあるとすると，最近の医師ならすかさず，

術後イレウスには大建中湯

と解答が出るはずだ．"最近の"と断ったのは，そもそも「術後イレウスに大建中湯」などという使用目標はここ10年あたりに確立されたもので，もちろんそんなことは古典には一切書いていないからだ．古典が書かれた頃にはまだ開腹手術なんて行われていなかったせいもあるが，医学は時代に合わせて発展していくから，漢方とて同様なのだ．手術をする時代には手術の，抗がん剤を使う時代には抗がん剤の，サポートをするのも漢方の大事な役割なのだ．漢方薬の新しい使い方という意味ではヒットだ．

　では，なぜそういう新しい使い方がなされるようになったかというと，そこは最初にそれを試みた人の偶然の産物ではないはずだ．きちんと古典を勉強し，それを応用しようとする気概と実力をもった医師の偉業であろう．

　ちなみに大建中湯は，冷えて腹痛〜腹部膨満するものによい．もともと腹壁が薄く（小建中湯：問題10参照）て，腸の蠕動が透けてみえるようなもの（だいたい高齢者だろう）によいとされ，この腸の蠕動を"蛸（？）の足"に見立てた記載が『金匱要略』に出てくる．これが術後の癒着による腸管運動の阻害，およびそれによるイレウスに類似していると考えた人がいるのだ．乾姜・膠飴・山椒が腸の血行をよくしたり，平滑筋に直接作用して腸管運動を整えるので，これがイレウス対策によいのだろう．人参も入り，上記の作用をサポートする．よって**3. が正解**である．

　他の選択肢をみてみよう．1. 桂枝加芍薬湯は桂枝湯の芍薬を倍にしたもので，芍薬の効果が前面に出る処方である．腹筋，腸管のけいれんを抑えるのだろう．これでもよさそうだ．これで術後イレウスに効く場合も確かにあ

るが，温める作用はほとんどない．大建中湯の方を採用しよう．ちなみに桂枝加芍薬湯は過敏性腸症候群（IBS）によく用いられる．

 2．当帰湯は，乾姜・山椒・人参と，大建中湯の飴を除いたものがまず入る．これに血行をよくする当帰・桂皮・芍薬（これは筋の緊張も解く）が入り，半夏・厚朴で胸の痞えを取り，黄耆・甘草で消化を助ける．どちらかといえば冷えによる胸痛の処方だ．腹に用いてもよいだろうが，それならばシンプルで効果の高い大建中湯で十分だ．何もこんなよく仕組みのわからない薬を使う必要はない．

 4．桂枝加芍薬大黄湯は，桂枝加芍薬湯に大黄を加えたもので，腹部膨満して便秘のある場合によい．この症例では便秘はないので不適である．

 もはや釈迦に説法だと思うが，大建中湯とて注意して使うべし．なかにはこの中の飴（麦芽糖）でかえってお腹が膨れて困るという人もいるからだ．

問題 56

24歳女性．身長158cm，体重51kg．2年前に就職して以来，腹が鳴ることが多くなり，ガスがよく出るようになった．腹囲が夕方になると大きくなり，腹部が膨満して胸が苦しくなるという．さらに，ときに激しい下痢になるが，体重の変動はほとんどない．また，不思議なことに休日には症状がほとんど出ない．この患者に最も適当な漢方薬はどれか．
 1．桂枝加芍薬湯
 2．人参湯
 3．加味逍遥散
 4．半夏瀉心湯

解答と解説

若い女性が，年齢からみておそらく就職によるストレスで，「腹が鳴る」,「ガス」,「腹囲の変化」,「膨満」,「胸が苦しい」,「下痢」など腹の諸症状を訴え

るようになったのだろう．だが，これだけの症状があっても「体重の変動はほとんどない」という．少なくとも重篤な状態ではないはずだ．なぜなら「休日には症状がほとんど出ない」からだ．

さて，こういう状態は「空気嚥下症」といって，要は飲食時に空気を間違って呑気してしまうのだ．早食いの人，喋りながら食べる人，気を遣う人などに多く，オナラやゲップを我慢するため，どんどん腸に空気がたまって（だから朝よりも夕方に多い）緊満し，疝痛となるのだ．激痛でノタウチまわることもある．しかし，就寝中にガスがどんどん抜けて，朝はすっきりというわけだ．

選択肢をみてみよう．1. 桂枝加芍薬湯は腹部膨満によいだろうし，2. 人参湯は下痢によいかもしれない．4. 半夏瀉心湯は下痢や胸の苦しさによいかもしれない．しかし，いずれもほとんど消化管のみに着目しているわけで，対症療法にすぎない．それなら漢方薬でなくてもよい薬がいっぱいある．

ここではやはり，ストレスに着目したい．ストレスから消化器に症状が出ている．となると，3. 加味逍遙散がベストであろう．問題11の解説をみてほしいが，これは精神面にも消化器にもよい処方だ．**3. が正解**だ．

しかし，もっというと，空気を嚥下するという"悪癖"が身についてしまっているのだから，この習癖を直せばよい．筆者の外来にも同じような患者がよくくるが，漢方薬はあまり効かない．メカニズムを解説してやると，それだけで改善することも多い．薬なんかいらないのだろう．ちなみに，麺類をよく食べる人，熱いお茶やコーヒーをよく飲む人は，これらをすするときにかなり空気を飲んでいるはずだ．「ストローで飲むようにしたら，お腹が張らなくなりました」とは先週診た患者さんの弁．

問題 57

25歳男性．身長182cm，体重62kg．3年前に就職して以来，決まって出勤時間帯に腹が鳴り，会社へ到着後は激しい下腹部痛とともに下痢になるが，1回の排便でほぼ落ち着くという．食事内

容の違いで下痢になることはほとんどなく，体重の変動もほとんどない．消化器内科では過敏性腸症候群と診断されている．腹診すると，腹筋の緊張が強く，臍の上下の正中に白線を触れる．この患者に最も適当な漢方薬はどれか．
1. 桂枝加芍薬湯
2. 小建中湯
3. 大建中湯
4. 真武湯

解答と解説

「就職」以来，決まって「出勤時間」帯に腹が鳴り，会社で「激しい下腹部痛とともに下痢」になり，1回の排便でほぼ落ち着く．食事にはよらず，体重の変動もほとんどない…となると，どうやら IBS のようだ（問題 55 参照）．内科でもそう診断がついている．IBS は若いやせた男性に多いというが，最近ではよく肥えた中年にもみられる．前問の若い女性患者は IBS ではないが，中高年の女性にも空気嚥下症はたくさんいる．いずれもストレス社会だからしょうがないのだろうか．

さて，選択肢をいったん無視して考えると，この患者には何の処方がよいだろうか？やはり加味逍遙散がよさそうだ．理由は前問を参照のこと．ただし選択肢にはないので，加味逍遙散がない，という事態になったとしてどれが次善の策か考えてみよう．

この患者，腹診すると，「腹筋の緊張が強く，臍の上下の正中に白線を触れる」とある．この白線を漢方では「正中芯」とよぶことがあるが，非常に腹壁が薄くて白線が触れてしまうということだ．すると，腹壁は薄いということだ（実際に診ていればわかるが，ここは紙上だ）し，この腹筋緊張はベニヤ腹ということになる（問題 10）．なんだ，それなら 2. 小建中湯だ．

では 1. 桂枝加芍薬湯はだめなのか．

じつは，小建中湯から膠飴を除いたものが桂枝加芍薬湯で，ほとんど同じ

なのだ．しかし桂枝加芍薬湯のほうはベニヤ腹とはいわないところをみると，"ベニヤ"かどうかで膠飴を入れるかどうかが決まるのであろう．入れたほうが効くのなら入れたほうを使う．どうも，

　　　　IBS には桂枝加芍薬湯

みたいな風潮があるが，よく考えて使いたい．

　では 3. 大建中湯はどうだろう．膠飴も入っている．…ちょっと待て．膠飴で済むなら膠飴だけを舐めていればよい．麦芽糖の飴だから．そうではなくて，桂枝加芍薬湯の成分と一緒に服用するから効くのだ．また，この患者は冷えて腹部が膨満するわけでもないし，蛸の頭足のように腸管が透けてみえるわけでもないから，大建中湯の必要はない．むろん，冷えて下痢するわけではないから，4. 真武湯ではない．よって，2. 小建中湯しかないことになる．よって **2. を正解** とする．

問題 58

82 歳女性．身長 148cm，体重 32kg．数十年来の便秘をかかえている．慢性心不全ほかで合計 6 種類の薬剤を服用中で，さらに胃痛があるため人参湯 7.5g も服用中であるという．この患者に最も適当な漢方薬はどれか．

　1. 潤腸湯
　2. 麻子仁丸
　3. 大黄甘草湯
　4. 通導散

解答と解説

　高齢患者で，慢性心不全を抱え，合計 6 種類の薬剤＋人参湯を服用中という．身長 148cm，体重 32kg の体格を考えると人参湯 7.5g は多すぎはしないか．甘草がどっさり（3g）入っているからだ．少なくともこれ以上の甘草を負荷しないようにしたい．偽アルドステロン症を非常に起こしやすい

はずだ．

となると，甘草をできるだけ含まない漢方薬を用いようという配慮のもとに選択肢をみると，2. 麻子仁丸がゼロ，1. 潤腸湯が1.5g，3. 大黄甘草湯と4. 通導散が2.0gの甘草をそれぞれ含む（1日量で）．

さて，本症例は数十年来の「便秘」なのであった．頑固な便秘なので大黄もたくさん要るだろうが，今度は大黄の量で選択肢をみてみると，潤腸湯が2.0g，通導散が3.0g，大黄甘草湯と麻子仁丸が4.0g含む（1日量で）．大黄だけが便秘改善薬ではないが，麻子仁丸は大黄・厚朴・枳実・麻子仁・杏仁・芍薬からなり，"大承気湯－甘草"に麻子仁・杏仁という"便の滑りをよくする"腸の潤滑剤を加え，さらに芍薬で筋の緊張を緩和する．これからみると，甘草を含まず大黄はたくさん含む麻子仁丸がどれほど魅力的な便秘処方か，輝いてみえてくるであろう（大げさかな？）．正解は2. である．

余談だが，やはり人参湯の量が気になる．読者諸氏ならどうするだろうか．

問題 59

46歳女性．身長156cm，体重40kg．普段から食欲はあるが，排便は2-3行/日あり軟便である．以前から食後すぐに満腹になり，少しでも食べ過ぎるとすぐ下痢になってしまう．しかし，腹痛などの随伴症状はない．また，とにかく何をするにも力が出ないので，もう少し太りたいという．この患者に最も適当な漢方薬はどれか．

1. 桂枝加芍薬湯
2. 啓脾湯
3. 半夏瀉心湯
4. 四君子湯

解答と解説

やせ気味の中年女性が，「食欲はある」けれども，栄養はおそらく毎食後に「軟便」～「下痢」で排泄されてしまい，吸収がうまくできていないのだろうか．「何をするにも力が出ない」ので，「もう少し太りたい」というのは

理解できる．だから，食べたものをある程度腸にキープできるようにしなければならない．漢方ではこういう人を「脾虚」とよぶ（覚えなくてよい）．いわば，消化吸収機能の全般的低下により，「気」が十分に体内で生成できない状態だ．

選択肢をみてみよう．どれもお腹にはよさそうだが，1. 桂枝加芍薬湯はどうか．「腹痛などの随伴症状はない」と書いてあるから，腹痛や腹部膨満感などの症状だらけの桂枝加芍薬湯はあまり適切ではなさそうだ．患者はもっとお腹が慢性的に弱っているのだ．

2. 啓脾湯はまさにこういう患者にうってつけの処方だ．人参・茯苓・白朮・甘草という四君子湯のメイン成分に，陳皮・沢瀉・山薬・蓮肉・山楂子という，消化を整え下痢を止めるような，しかも大変穏やかに作用する薬ばかりが入り，全体に大変温和な処方となっている．消化吸収力を増し，自然に下痢が治まるような処方である．よって **2. が正解**である．

これに比べれば，"本家"の 4. 四君子湯（問題 10）は力不足である．

あとは 3. 半夏瀉心湯（問題 42）が残るが，これは心下部の痞えや嘔気などを伴うときに使うので，この患者のようにそのような症状がなく，ただやせて消化不良，という場合には啓脾湯ほどの"御利益"は期待できない．

問題 60

40 歳男性．身長 168cm，体重 70kg．タクシー運転手．長時間座位で仕事をするため痔核がある．疼痛はほとんどないが，便秘気味で，最近排便時に痔核が脱出し，ときどき出血するようになった．この患者に最も適当な漢方薬はどれか．

1. 乙字湯
2. 三黄瀉心湯
3. 芎帰膠艾湯
4. 補中益気湯

解答と解説

　タクシー運転手など，長時間「座位」で仕事をする人は，肛門周囲のうっ血をきたしやすく，「痔核」がある人は少なくない．…ここまでの情報で，乙字湯(おうじとう)が浮かんできた人，漢方薬をよく御存じである．"下敷"をよく眺めておられるのだろうか．

　「では，あなたにはこれ（乙字湯）を処方しましょう」

　と筆者が"下敷"を指さした途端，

　「えー，"痔"そのものじゃないですか」

　と言った患者がいたので，すかさず，

　「いや，"痔（字）"が違うでしょう」

　と続けたものだ．

　ただ，そんなに即断してよいのだろうか？　続けて読んでいくと，最近排便時に「痔核が脱出する」ようになったという．「おや？　こういうのは問題 12 でみたような，いろんなものが『下がる』という状態に似ているぞ？」とピンときた人は，かなり漢方の力がついてきたと思ってよい．そう，4. 補中益気湯の柴胡・升麻で「気」を引き上げるのがよいのだ．これが答のようだが，それでよいのだろうか．

　ところで，「疼痛はほとんどない」という．ここで「出血」もあるので，3. 芎帰膠艾湯(きゅうききょうがいとう)で止めておきたいところだ（問題 40）．だから 3. が答か？．さらに進めると，「便秘」気味で，最近排便時に「痔核が脱出する」とある．痔核の脱出は「引き上げる」のがよいが，便秘はどうするか．4. 補中益気湯では対応しにくいし，2. 三黄瀉心湯で下そうか．これは黄連・黄芩も入って黄連解毒湯風だし，出血にもよいのではないか？　それなら，脱肛はどうなる？　うっ血はそもそも取れるのか？…疑問噴出である．

　そうすると，やはり 1. 乙字湯だろうか．乙字湯は，抗炎症作用，血行改善作用，排便作用の 3 つの作用をもつ処方だ．当帰・大黄が肛門部のうっ血を改善し，肛門への負担を緩和するために便を軟らかくする目的で大黄が配合されている．必ずしも便秘がなくてもよいが，大黄は瀉下作用が強いので，瀉下が目的ではない本処方では少なめに配合されている．

ところで，乙字湯には柴胡・升麻という，補中益気湯にもある「気」を引き上げる」というペアが配合されている．だから，補中益気湯の「気」を引き上げる作用は乙字湯にも十分にあるというわけだ．だからやはり乙字湯でよいのだ！　**1. が正解**．

余談だが，ということは，乙字湯は脱肛のほか，子宮脱，膀胱脱などにも有効であるということになる．便秘があればなおさらよい．

乙字湯は，実際の痔疾患の治療には重宝するはずだが，あまり用いられていないようだ．血行改善作用をより期待したい場合は，さらに桂枝茯苓丸などの血行改善剤を併用することが多い．

コラム　"両刀使い"の大建中湯・小建中湯

降圧薬は血圧を下げる．下剤は便秘を改善する．下痢止め（止瀉薬）は下痢を改善する．これらは当たり前だが，じつは漢方には低血圧にも高血圧にも，あるいは下痢にも便秘にも同じ処方が効くことがある．とくに後者の例として"建中湯"類はよく知られている．

大建中湯は，本文中でも触れたようにイレウスを解除し便通を改善する作用があるが，これはもともとお腹を温める処方である．人参湯とそっくりだ．だから冷えによる下痢を止めるような作用も当然ある．

小建中湯は下痢に用いることが多いが，腹筋の力が弱くてなかなか排便できないような人に用いて便秘を解除できることもある．

漢方を勉強しているいまの段階では，「こういう症状，こういう証にはこれ」という使い方でよいが，もう少し漢方を理解するようになると，病態の本質を見抜いて，いろんな処方を自在に使えるようになる（かもしれないが，ぜひそうなってほしい！）．

問題 61

30歳女性．身長163cm，体重53kg．不妊治療を1年前から受けているが，半年ほど前から，毎日夕方になると肛門や陰部が痒くなり，熱感がある．とくに排尿や排便後に強く感じる．婦人科，泌尿器科，肛門科では異常なしといわれている．この患者に最も適当な漢方薬はどれか．

1. 竜胆瀉肝湯
2. 三物黄芩湯
3. 排膿散及湯
4. 黄連解毒湯

解答と解説

不妊治療を漢方で補完している人は多い．筆者の外来にも100人くらいいそうだが，そういう人のなかにこのような「肛門や陰部」の異常感を訴える人が多いように思う．「陰部が痒い」というと膣炎などを考えるが，「婦人科，泌尿器科，肛門科では異常なしといわれている」人もまた少なくない．つまり不定愁訴なわけだ．

さて，この症状をどうとらえるか．「熱感がある」ので，熱ととらえてよい．どういう熱なのか，すなわち，実熱なのか虚熱なのか（問題7, 8, 43, 45）．毎日「夕方」になると肛門や陰部が痒くなり，熱感がある．とくに「排尿や排便後に強く」感じるとあるが，これだけでは何ともいい難い．ただ，本来なら昇っていくはずの熱が陰部に下りてきているのだから，普通の熱ではないと考える．

ちょっと難しいことをいうと，漢方ではこういう熱を「湿熱」といって，「『水』から生まれた『湿』と結びついて下りてくる『熱』」ととらえる（ちなみに，「湿」が蒸されてカタマリになると「痰」という．問題10を参照のこと）．こういう場合に一番よく使うのが猪苓湯だ．猪苓湯は，猪苓・沢瀉・茯苓という利水剤に，阿膠・滑石という冷ます薬が入る．降りてくる熱を尿

132　本編（実際の治療・処方に関する問題）

から排出する処方なのだ．しかしここでは猪苓湯が選択肢にないので，類似の作用をもつ処方を選ぶことになる．繰り返すが，熱を尿から逃がすのだ．

1. 竜胆瀉肝湯はこれに一番近い．黄芩・山梔子・竜胆が熱を冷まし，車前子・木通・沢瀉が熱を尿に逃がす．当帰・地黄が血液循環を改善し，痛みを止める．甘草はここでは抗炎症作用を期待されている．

2. 三物黄芩湯は地黄・黄芩・苦参で，熱を冷ますだけで，排出路がない．これは適当ではない．

3. 排膿散及湯は，桔梗・枳実・芍薬で抗炎症・排膿し，大棗・生姜・甘草で処方を整える，簡潔で効果の高い処方で，筆者は皮膚炎などによく用いるが，ほとんどここでは関係ない処方だ．

4. 黄連解毒湯（問題17）は決して悪くはない．しかし，熱を冷ます力は強いが，これを尿から逃がす力は1.に及ばない．黄連解毒湯＋猪苓湯とするならこれはよい処方となるだろう．

以上より，**正解は1.** である．

問題62

32歳女性．身長154cm，体重49kg．2年前の冬に，立て続けに3回膀胱炎になって以来，頻尿が続いている．ひどいときは30分おきにトイレへ行くが，尿量自体は多くない．泌尿器科も受診したが，膀胱炎ではないといわれた．その後も検尿を受けるたびに異常なしといわれる．夜間尿はなく，冷えや下痢もない．尿のことが1日中頭から離れず，知らない場所に行くといつも無意識にトイレを探しているという．この患者に最も適当な漢方薬はどれか．

1. 人参湯
2. 清心蓮子飲
3. 六味丸
4. 八味地黄丸

解答と解説

　女性の膀胱炎は非常によくみる疾患だ．ただこの症例は少し違う．膀胱炎治癒後に「頻尿」が続いている．しかし泌尿器科的には「異常なし」で，「夜間尿はない」ことから，かなり精神的なものと考えられる．真の頻尿なら，夜間にも少ないとはいえ排尿するはずだ．よほど最初の膀胱炎が精神的にこたえたのだろう．診察時の印象もかなりナーバスな方だった．ということは，精神面＋泌尿器面の両方からアプローチするのがよいだろう．

　選択肢をみよう．1. 人参湯は下半身が温まって，冷えて下痢や頻尿になる場合などにはよいだろう．しかし本症例ではわざわざ「冷えや下痢はない」と書いてある．だからこれは落ちる．

　2. 清心蓮子飲では，麦門冬・黄芩・地骨皮などが「心の熱」を冷ます．ただし「心」は，感情をコントロールする五臓の「心」なので，この処方はメンタルにはよく，蓮肉・車前子・茯苓・黄耆・人参・甘草などが水分の循環を改善し，尿の出を適切なものにする．適切な，と書いたのは，尿を止めるのではないということだ．出るものは出し，余計なものは出さない．漢方ではこの手の考え方がしっかりしているのだ．以上を考えると，「心因性頻尿」ないし「無菌性膀胱炎」には清心蓮子飲がよいということになる．**2. が正解**だ．もちろん，本当の膀胱炎や尿道炎にも清心蓮子飲を用いてよい．しかし，その場合にはメンタル面の配慮はいらないから，too much な処方となる．抗生剤を中心に，猪苓湯や，猪苓湯に四物湯を加えた猪苓湯合四物湯（これは血尿によい）などで積極的にガンガン治療する．

　3. 六味丸は，メンタル面に配慮がない処方なので落とす．4. 八味地黄丸も同様で，ここでとくに温める必要は全くないと考えられるから，これも落ちる．

問題63

49歳男性．身長164cm，体重59kg．4年前から排尿痛および排尿直後に会陰部の痛みが出現し，泌尿器科で慢性前立腺炎と診断されているが，抗生物質を数週間服用しても症状は改善せず，猪苓湯を併用しても効果に乏しかった．前立腺マッサージで若干効果がある程度である．この患者に最も適当な漢方薬はどれか．
1. 清心蓮子飲
2. 猪苓湯合四物湯
3. 五苓散
4. 五淋散

解答と解説

今度は「排尿痛」および「会陰部の痛み」がある「慢性前立腺炎」の患者で，前問と違って真の炎症がある．こういう場合，泌尿器科では抗生物質の長期投与が行われるが，効果に乏しい場合が少なくない．本症例はさらに猪苓湯を併用していたが，それでも効果に乏しかった．さてどうするか．

さすがにまた猪苓湯というわけにはいかないし，血尿が出ているわけでもないのだから，2. 猪苓湯合四物湯（問題62）も落ちるだろう．猪苓湯で無理なものは3. 五苓散でも無理だ．五苓散には，猪苓湯のような熱を冷ます作用がほとんどないからだ．

では，前問のように1. 清心蓮子飲はどうか．精神的なものではなくても器質性のものにも使えると書いてあった．確かにこれでもよいかもしれないが，対器質性のものには猪苓湯ほどの威力はない．ならば4. 五淋散はどうか．

筆者は，よほどのことがない限り，慢性前立腺炎には五淋散を用いる．黄芩・山梔子・滑石・車前子・甘草で尿道や膀胱，前立腺などの炎症を抑えて熱を除き，沢瀉・茯苓・木通で水分の循環を改善し，当帰・芍薬・地黄で血行を改善する．甘草が多く含まれるので注意が必要だ．"よほどのこと"といったのは，甘草が使えない場合という意味だ．よって**正解は4**．だ．

また，構成が似ている竜胆瀉肝湯（問題61）も「下からの熱排泄」系統なので，使えることが多いが，利尿作用は五淋散のほうが断然強い．

問題64

44歳女性．身長155cm，体重53kg．数年前に3人目の子を出産して以来，くしゃみや咳をすると尿が少量漏れるようになった．腹診にて臍の下の正中部を押さえると，この部分がとくに抵抗力が弱い．冷えやのぼせはあまり感じない．この患者に最も適当な漢方薬はどれか．
1. 八味地黄丸
2. 牛車腎気丸
3. 補中益気湯
4. 小建中湯

解答と解説

経産婦が，「くしゃみや咳をすると尿が少量漏れる」というのは，腹圧性尿失禁の可能性が高い．「腹診にて臍の下の正中部を押さえると，この部分がとくに抵抗力が弱い」というから，たび重なるお産でここが緩んでしまったのであろう．この場合は下腹部の筋肉，とくに骨盤低筋群を強化することが望ましい．

こういう「下腹部筋・骨盤低筋群強化作用」は3. 補中益気湯が優れている．
　　　　腹圧性尿失禁＝補中益気湯と即断してもよいくらい
だが，例によって適否は一応検討しなければならない．この症例の場合は，とりあえず禁止しなければならないような理由もなさそうなので，first choice として補中益気湯を用いてよいだろう．

余談であるが，このように「とりあえず〇〇湯で様子をみよう」というとき，
①長期処方は避ける
②何かおかしなことがあったらすぐに中止して，連絡させる

ことは徹底しておいたほうがよい．漢方薬とはいえ，何が起こるかわからない．筆者の経験でも，柴朴湯で間質性肺炎っぽい咳が出てきたとか，桂枝茯苓丸で発疹が出たとかいうことはたびたびあり，なかには人参湯で下痢になったとか，大柴胡湯で便秘になったとか，信じられない現象もときに起こるものだ．これは漢方薬の予期しない副作用のこともあるが，偶然体調の変化が重なっただけのこともある．とくに漢方外来では，医学的に問題ないレベルの細かい訴えが比較的多いので，今回もそうかと早合点し，「大丈夫ですよ」とだけ言っていてもじつは危ないということもあり得る．とにかく中止してかまわなければ中止する．漢方薬の場合，ワルファリンや血糖降下剤などの命綱的な薬と違って，中止してもまず問題になることはない．

　余談だが，知人の漢方医に聞いた話では，初診の患者に1カ月分処方したところ，数日後に「薬が合わない．よくなっている感じが全然しないから替えてほしい」と患者のほうから電話してきたそうだ．どんなふうに合わないのかにもよるのだろうが，これでは貴重な漢方薬が無駄になってしまうし，患者も余計な出費をすることになる．できれば最初の処方は2〜5日，せいぜい1〜2週間程度がよいと思うが，忙しい人が多いのか，最初から長期処方を希望する人が少なくない．どうしても長期処方を希望する人には，「何かあって薬が使えなくなったら薬が無駄になるが，それでもよいですか」と確認をとることにしている．これは再診以降にもいえることだ．

　さて，本論に戻ろう．腹診にて「臍の下の正中部を押さえると，この部分がとくに抵抗が弱い」とあるが，これは漢方でいう「小腹不仁(しょうふくふじん)」であり，八味地黄丸がよいことが多い（問題M参照）．しかし，本症例は「冷えやのぼせはあまり感じない」から，1. 八味地黄丸では改善が望みにくい（問題2）と考える．2. 牛車腎気丸も同様だ．

　さて，4. 小建中湯の腹は「ベニヤ腹」であった（問題10）．本症例のように部分的な腹筋の脆弱さではない．全体に弱い．本症例で使えないことはないのかもしれないが，補中益気湯のほうが効果が高い．したがって**正解は3.** としたい．

　「こんなにいい薬があるなら，みんなに教えてあげたい」という別の中年

女性患者がいたが,「でも,尿漏れがばれるから…」と.

尿漏れで思い出したが,腹診をしていると尿臭がする患者がいる.診察台に横臥した瞬間にわかることもあれば,腹診で圧を加えたときにわかることもある.ほぼ中年以降の女性だ.これで「ははぁ,この人は補中益気湯かな？」と考える.これは聞診（問題J）に入る.

問題 65

12歳女児.身長156cm,体重50kgと心身共に健康である.唯一の悩みが夜尿症で,旅行先などでほぼ必ずあるものの,自宅ではない.脈は正常であるが,腹診では腹壁全体の緊張が強く,触れるとくすぐったいらしく,笑いをこらえるのに必死だという.なお,治療として小児科でトフラニールを処方されている.この患者に最も適当な漢方薬はどれか.
1. 黄耆建中湯
2. 小建中湯
3. 加味逍遙散
4. 女神散

解答と解説

選択肢にある4つの処方の効能をみると,2. 小建中湯だけにちゃんと「小児夜尿症」と書いてある.だから,必然的に答は明らかなのだが,なぜそうなるのか,詳しく検討してみよう.

まだ小児の健康な女性患者で,唯一の悩みが「夜尿症」だという.「旅行先などでほぼ必ず」あり,「自宅ではない」ことから,これは精神的緊張によるものであろう.小児科で抗うつ剤を処方されているが,抑うつだからではなくて,副作用を利用して尿を減らそうという標準的な治療なのだろうが,できれば健康な小児に抗うつ剤は飲ませたくない.ちなみに「脈診も腹診もほぼ正常」である…これで治療の対象になるだろうか？.

ポイントは次にある．「腹診では腹壁の緊張が強く，触れるとくすぐったいらしく，笑いをこらえるのに必死」というところだ．腹診するとゲラゲラ笑いが止まらないという若い患者（成人でも）は決して少なくない．笑いをこらえるため，腹筋がガチガチになって診察できないこともある．…こういう患者には，症状が何であれ小建中湯がよいことが多い．腹壁緊張（ベニヤ腹）で決めるのだが，くすぐったいというのも何かあるだろう．敏感というより，お腹が弱い場合が多い．夜尿症も，昼間に緊張しているのが寝た後で弛緩するから思わず…というふうに考えれば納得いくだろう．よって**正解は2．**である．

さて，1. 黄耆建中湯は小建中湯＋黄耆だから使えないことはなさそうだが，基本的に健康な患者に黄耆までは要らないだろう．

ほか，3. 加味逍遙散，4. 女神散(にょしんさん)も，神経症っぽい人によく使う処方だが，この患者は「心身共に健康」なので，これらの適応ではない．ちなみに，女神散は初出なのでここで紹介しておくが，うつ気分を改善（問題21）する香附子・丁子，イライラを抑える黄連・黄芩・檳榔子ほか，血行を安定させる当帰・川芎が入り，さらに人参，蒼朮，桂皮，木香，甘草などで消化を安定させる．筆者も滅多に使わない処方だが，うつ気分の解消によい．精神だけでなく，血行と消化を安定させるのが加味逍遙散（問題11）にも若干似ていて，いかに心身のバランスをとることが大切か，教えてくれるような処方である．

余談であるが，女神散を「めがみさん」とよぶ人がいて（まあ普通はそうよぶだろうが），「女性の薬ですか？女神さまのように効くんですかねえ」と嬉しそうに聞いてきた男性患者がいた．もっとも，その患者に処方はしなかったが．

コラム　漢方とおしっこ？　漢方におしっこ？

漢方薬には利尿作用のあるものも少なくない．あるいは，本書でも紹介したように，頻尿，尿漏れや夜尿症など，尿のトラブルに用いられる漢方薬もたくさんある．これはもうよいであろう．

さて，ちょっと漢方を深く勉強すると，傷寒論とか金匱要略などの古典に触れることになる．これらにはゲテモノ的な処方もあって，こういう趣味の人にはなかなか面白い本でもある．筆者が傷寒論中で一番気に入っている（？）処方は「白通加猪胆汁湯」という処方で，下痢が止まらず，手足が冷え切っていて脈が触れないくらいに弱く，まさに生死の境をいくような患者に飲ませる処方で，これを飲ませて脈がバクバクとなり出したら死に，穏やかに打つようになると何とか一命を取り留めたという，何とも一か八か的な処方で，もちろん現在は使わない．

ところで，この処方には何が入っているかというと，葱の白い部分，乾姜，生の附子．ここまではまあわかる．強烈に温める薬で，毒をも用いてまさに起死回生の一発逆転をかけているのだが，これに猪の胆汁と「人尿」を加えろと書いてある．強烈過ぎて声も出ないだろう．なお，人尿にはいろんなホルモンなどの生理活性物質が混じっていることが知られているが，新鮮な尿を漢方薬に加えるという発想はどこからきたのだろう．

なお，心配なきよう付け加えておくが，人尿の入った処方はエキス製剤にもなっていない．

"ゲテモノ漢方"はほかにもたくさんあり，トカゲやタツノオトシゴを干したもの，あるいはコウモリの糞などを使うものもあり，なんと人の糞から作るのもある！これらもエキス製剤にはない．健康保険収載のエキスになっていて「これはちょっと…」と思うものはほとんどないが，せいぜい動物の化石（竜骨）やセミの抜け殻（蝉退）くらいであろうか．それぞれ，柴胡加竜骨牡蛎湯や消風散などに入っている．

問題 66

30歳女性．身長164cm，体重54kg．2年前より急に髪が抜けやすくなり，右側頭部に円形の脱毛斑がある．近所の内科では円形脱毛症ではないかといわれたが，イライラしやすく，思わず右手で頭をいじることが多いという．腹診にて臍の上下に動悸を触れ，強い胸脇苦満も認めた．この患者に最も適当な漢方薬はどれか．

1. 四物湯
2. 桂枝加竜骨牡蛎湯
3. 柴胡加竜骨牡蛎湯
4. 治頭瘡一方

解答と解説

髪は中国では「血余」といわれ，「血」が作るもので，「血」が不足すると毛髪も足りなくなるという考え方をする．ということは漢方だって似たようなものだ．毛髪が抜けてしまうならば「血」を補えばよい．

ところで，毛が抜ける原因には大別して2つあり，自然に抜けるもの（脱毛症）と自分で抜いてしまうもの（抜毛癖）とである．自称「脱毛症」のなかには，じつは自然な範囲のもの，加齢によるこれまた自然なものも結構含まれるが，「1日に数十本抜けるのは正常ですよ」と伝えても，抜け毛は主観的なものでもあるらしい．また，がんの化学療法による脱毛にも漢方薬が奏効することがあるが，別の機会に譲りたい．

さて，この症例は「イライラしやすく，思わず右手で頭をいじる」とある．その結果，「右側頭部に円形の脱毛斑」ができたのだろうから，抜毛癖であろう．円形脱毛症ではないと思われる．ストレスがあって，その結果毛を抜いてしまうのなら，やはりその原因の方に目を向けるべきで，「血」を補って毛が生えてくるのを待つようなものでは不十分だ．1. 四物湯はそういう「血」を補う処方であり（問題 8），ここでは選択しない．

ストレスに目を向けると，2. 桂枝加竜骨牡蛎湯，3. 柴胡加竜骨牡蛎湯が

浮上してくる．前者は桂枝湯に竜骨・牡蛎を加えたもの，後者は小柴胡湯に竜骨・牡蛎・茯苓・桂皮を加え，甘草を抜いたものである．どちらも竜骨・牡蛎という精神安定作用のある薬を含み，どちらにすべきか迷うところだが，次の「腹診にて臍の上下に動悸を触れ，強い胸脇苦満も認めた」が決定打となる．これはまさに「柴胡加竜骨牡蛎湯の証」であって，積極的にこの処方を用いる目標となる．よって，**正解は 3**．である．なお，これに四物湯を加えて「血」を補うというのもよいだろう．

　ところで，4. 治頭瘡一方というのは，読んで字のごとく頭のデキモノを治す処方である．防風・荊芥という痒みを抑える薬に，連翹・忍冬・甘草で炎症を抑え，蒼朮で腫れを抑え，大黄・紅花・川芎で血行を改善する．小児の湿疹に用いることが多く，これは"胎児のころに体内にたまった毒（胎毒）が体表に出てきて悪さをした結果だ"と昔の人は考えたのだ．だから，皮膚の痒みなどを取るだけでなく，「胎毒」をごっそり追い出す大黄・紅花などという，小児に使うにはいささか強烈な薬を配合してある．もちろん，本症例の脱毛とも抜毛とも，ほとんど何の関係もない．

問題 67

24 歳男性．身長 178cm，体重 75kg．痤瘡で皮膚科にて治療中であるが，最近急激に髭を中心に毛包が赤く腫れて疼痛があり，髭を剃ることができない．この患者に最も適当な漢方薬はどれか．
1. 桂枝茯苓丸加薏苡仁
2. 荊芥連翹湯
3. 清上防風湯
4. 排膿散及湯

解答と解説

　若い男性で痤瘡（にきび）を気にする人が増えているらしい．女性ならまだわかるのだが…．漢方外来にもそういう男性がときどき来診するが，なか

には，「えっ？…どこに？」と言いたくなるほど探して，ようやく1個の小さなにきびがみつかるような人もいる．「男なんだから気にするな…」というのはもはや通用しない時代なのか．

さて，本症例は，「最近急激に髭を中心に毛包が赤く腫れて疼痛があり，髭を剃ることができない」というから，これは毛包炎，毛嚢炎であるから痤瘡とは関係ない．「にきび」に引っかからないこと．だから毛嚢炎の治療をしよう．

保険病名でいうと，1. 桂枝茯苓丸加薏苡仁，2. 荊芥連翹湯，3. 清上防風湯の3つが痤瘡への適応がある．4. 排膿散及湯は皮膚の化膿症，癤，癰などだ．これだけをみても答は明らかだが，さて漢方的に正しいのか，順にみていこう．

まず，桂枝茯苓丸加薏苡仁は，文字通り桂枝茯苓丸（問題1）に薏苡仁を加えたものだ．桂枝茯苓丸自体には排膿作用はあまりない．むしろ血行をよくすることで局所の血流も改善し，炎症を早く終息させる．薏苡仁は腫れを取る作用がある．

荊芥連翹湯は複雑な処方で，温清飲を基本に作られている．まずその温清飲は，血液循環を改善する四物湯（問題8）に，熱を除きイライラや炎症を抑える黄連解毒湯（問題17）を合わせたもの（合方）である．荊芥連翹湯はこの温清飲をやや少なめに配合したうえに，痒みを抑える防風・荊芥（皮膚に用いるいろんな処方に配合されるのだった）に，炎症を抑える柴胡・薄荷・甘草，排膿を促す連翹・枳実・桔梗・白芷を配合してある．皮膚疾患に対しては最強とも思われる処方内容だが，いかんせん各生薬の配合量が少なめなので，鋭い効果はなく，じわりと効いてくる印象である．

次の清上防風湯も複雑な処方だ．これはほぼ荊芥連翹湯から四物湯成分を引いたような処方で，しかも各生薬をちびちびと使っている点は同じであるため，痤瘡にしか使えない（保険上）こともあって，あまり筆者は有用性を感じない．これを使うくらいなら，四物湯成分を加えて血行をよくした荊芥連翹湯のほうがまだよいことが多い．

排膿散及湯はこれまでにも登場している（問題61）が，桔梗・枳実・芍

薬で排膿し，大棗・生姜・甘草でしっかり消化を整えて皮膚をガードする「気」を作る，簡潔だが素晴らしい処方だ．**4. が正解**だ．

問題68

62歳男性．身長166cm，体重65kg．2年前から秋以降になると全身の皮膚が枯燥して痒くなり，衣服が擦れるととくに強くなる．入浴後には全身がピリピリと痛むことが多くなった．春になると治まるので放置しておいたが，漢方で治療できないものかと思い，受診した．ほかに特記すべき症状はない．この患者に最も適当な漢方薬はどれか．
1. 六味丸
2. 真武湯
3. 当帰飲子
4. 四物湯

解答と解説

初老の男性の「全身の皮膚が枯燥して痒くなる」という訴えだ．「衣服が擦れるととくに強くなる」，「入浴後には全身がピリピリと痛む」，「春になると治まる」ので，皮脂欠乏による乾燥性の老人性瘙痒症であろう．老化によって皮脂が減り，皮膚（角質）の水分キープ力も減るので，高齢者にほぼ必発のものだ．

こういうときには，皮膚を潤し，同時に痒みを抑えていけばよい．余談だが，漢方では前者のように原因（本質）を治療することを本治，後者のように症状をまず取っていく治療を標治という．これらを同時に，あるいは時間差があってもよいから，共に施すのがよい治療なのだ．

さて，選択肢をみていこう．1. 六味丸（問題2）と4. 四物湯（問題8）は「潤す」処方である．本治としてはよいが，標治の要素，すなわち痒みを取る作用がない．よって保留とする．

2. 真武湯は温めて「水」の循環を改善する処方であったが（問題16），この症例は「ほかに特記すべき症状はない」から，冷えもないと考える．真武湯の効能には皮膚の瘙痒症と書いてある．はて，何の関係があるのかと思うだろうが，なぜかそうなっている．理由を考えてみてほしい．

こうしてみると，3. 当帰飲子はよい処方だ．四物湯に血行を補って潤いを出す何首烏が入って，それに防風・荊芥・蒺藜子・黄耆・甘草が作用して痒みを抑える．当帰飲子は冬季にいい，などとくだらない洒落とともに頭に入れよう．**3. が正解**だ．

問題69

24歳女性．身長156cm，体重52kg．幼少時より，アトピー性皮膚炎で皮膚科にて治療中である．梅雨に入って以来，痒みが増し，赤い分泌物の多い湿疹が多数，肘や膝の屈側や頸周囲に現れている．この患者に最も適当な漢方薬はどれか．
 1. 黄連解毒湯
 2. 消風散
 3. 当帰飲子
 4. 十味敗毒湯

解答と解説

幼少時より「アトピー性皮膚炎」で治療中の若い女性である．「梅雨」以来，痒みが増し，赤い「分泌物の多い湿疹」が多数，「肘や膝の屈側や頸周囲」に現れている．

つまり，この患者は「熱」をもっている．しかも「湿」気を帯びてもいる．湿疹が赤く，激しい痒みがあって，汗をかきやすい部位に集中していることからもわかる．このことから，前問でいう標治（とりあえずの対症療法）には熱を冷まして「湿」を除去する処方がよいことがわかる．1. 黄連解毒湯，2. 消風散，4. 十味敗毒湯にはいずれにもこの作用がある（後述）．しかし 3.

当帰飲子にはないので，これは落とす．

さて，漢方には根本療法（本治）が大切だと先に書いた．アトピー性皮膚炎なんかは慢性疾患だから，じっくり本治を施すべきだ．そういう観点からすると，黄連解毒湯は冷ますだけの過渡的な薬だから，単独での長期使用は苦しい．すると 2. 消風散，4. 十味敗毒湯あたりに候補が絞られてくる．

消風散は，防風・荊芥・蝉退・苦参などが痒みを取り，石膏・知母が熱を抑えて，地黄・当帰・胡麻が血行をよくし，牛蒡子・甘草・蒼朮・木通が「湿」を飛ばして腫れを抑える．じくじくと分泌物の多い慢性皮膚疾患（湿疹）にいかにもよさそうだろう．

これに対して十味敗毒湯は，防風・荊芥が痒みを取り，柴胡・桔梗・樸樕（または桜皮）・甘草で炎症を抑え，川芎が血行を改善し，独活が「湿」を飛ばして腫れを抑え，茯苓・生姜で消化を整える．抗炎症に優れているので，急性湿疹によく用いられる．2つを合方することもときどきある．

漢方では皮膚疾患を治療することが非常に多いが，ちなみに，当帰飲子の合う人の皮膚はもっとかさかさではないかと思うだろう．正解である．ただし，炎症がある場合には当帰飲子ではちょっと辛い．防風・荊芥と，せいぜい甘草しか対応できる薬が入っていないからだ．それに比べれば消風散や十味敗毒湯はかなり"豪華"である．

以上より，本問の**正解は 2. 消風散**とする．

問題 70

19歳女性．身長156cm，体重45kg．毎年冬になると，手指が冷えてソーセージのようにパンパンに腫れ，色調は赤紫となって痛む．胃腸も弱く，胃もたれや下痢がよくみられる．腹診で下腹部に圧痛がみられる．この患者に最も適当な漢方薬はどれか．

1. 桃核承気湯
2. 大黄牡丹皮湯
3. 桂枝茯苓丸加薏苡仁
4. 通導散

解答と解説

「毎年冬」になると「手指が冷え」てソーセージのようにパンパンに「腫れ」，色調は「赤紫」となって「痛む」．これらの所見からうっ血が考えられる．血液が手の先端からなかなか返ってこないのだ．漢方的に表現すればこれは瘀血だ．それを支持する所見としてさらに「腹診で下腹部に圧痛がみられる」とある．きっと舌も暗赤色であろう．

さて，うっ血解除の処方を…と考えて選択肢をみると，いずれも瘀血用の処方ばかりだから，細かい使い分けを念頭に選ぶことになる．

ところで，この患者は「胃腸も弱く，胃もたれや下痢がよくみられる」とある．下痢だ．

さて，瘀血を解除する処方（駆瘀血剤ともよぶ）には大体，大黄が入っている．大黄は便秘の薬だとばかり思っていてはいけない．優秀な駆瘀血薬なのだ．ぜひ使いこなせるようになりたい．下痢の人であっても，必要ならばサッと使ってサッと引き揚げるような粋な使い方ができれば理想である．しかし当然ながら，長期的に治療が必要な場合，下痢の人には普通は使い難い．となると，選択肢で1.桃核承気湯，2.大黄牡丹皮湯，4.通導散はいずれも大黄入りなので使い難い．よって，3.桂枝茯苓丸加薏苡仁が残る．まずはこれの可否を考えてみる．

桂枝茯苓丸（問題1）は瘀血によい処方だった．これに薏苡仁を加えたものは腫れを抑える作用が強化されただけで，問題なく使える．選択肢の都合で **3. を正解** とするが，フリー解答であれば「桂枝茯苓丸」と答えるのがベストであろう．薏苡仁を加える必要性がそれほどないからだ．ただし，エキス製剤ではツムラの場合，"加薏苡仁"のほうが，もとの桂枝茯苓丸の成分も多くなっている点には注意．

大黄牡丹皮湯について補足しておくと，大黄・芒硝という瀉下剤に桃仁・牡丹皮という血行改善剤を足し，さらに炎症を抑えて膿を出す冬瓜子を加えたものである．昔は虫垂炎の治療によく用いられたようである．大黄牡丹皮湯から大黄・芒硝を除いて瀉下作用をなくし，これに薏苡仁を加えたものが腸癰湯である．"腸癰"というのが現在の虫垂炎のことのようだ．腸癰湯は，桂枝茯苓丸加薏苡仁から桂皮・茯苓を除いたものとほぼ同じで，桂枝茯苓丸や苓桂朮甘湯のもつ精神安定作用（これが桂皮・茯苓による）を欠きつつも排膿力をアップ（冬瓜子による）したもの，ということになる．現在，"腸癰"は抗生剤で叩くので，この方面での腸癰湯の出番はなくなってしまった．

問題 71

77歳男性．身長165cm，体重55kg．最近よく歩行時にふらつくようになったので，漢方治療を希望して来院した．しかし，紹介した医師の診療情報提供書によると，身体動揺や四肢麻痺，手足のふるえもなく，頭部MRIでも「年齢相応」であった．問診では，耳鳴り，難聴がひどく，および白内障を合併していて，下半身の冷えが強く，下肢のしびれや腰痛がひどい．この患者に最も適当な漢方薬はどれか．

1. 牛車腎気丸
2. 半夏白朮天麻湯
3. 苓桂朮甘湯
4. 真武湯

> 解答と解説

　一見して,「あれ,どこかでみたぞ」と思った方,素晴らしい記憶力だ.問題17によく似ているだろう.もちろんちょっと違う.本例は主訴が「ふらつく」という高齢の患者で,紹介元の医師によれば,「身体動揺や四肢麻痺,手足のふるえもなく,頭部MRIでも異常はない」.だから,ふらつきについてはさほど心配はいらないのだが,「耳鳴り,難聴がひどく,および白内障を合併していて腰痛がひどい」というから,とにかくこちらだけでも何とかしたいものである.

　まず,1. 牛車腎気丸は,八味地黄丸という温めて「水」を適度に循環させ,抗老化作用のある処方に,牛膝・車前子という主に下肢の循環を改善する薬を加えた処方だった（問題2）.「耳鳴り」,「難聴」,「白内障」という老化による諸症状に,「下肢のしびれ」,「腰痛」がプラスされた状態に効く.だから**1. 牛車腎気丸**が正解である.これは「下半身の冷え」にもよい.桂皮・附子で温まるのだ.

　次の2. 半夏白朮天麻湯（はんげびゃくじゅつてんまとう）は複雑な処方だ.全体に水毒によるめまい・頭痛を治療する処方である（問題17）.さて,この患者の水毒はそこまでひどいのだろうか.めまいも頭痛もないのだ.これは選択肢から落とす.

　3. 苓桂朮甘湯は,茯苓・白朮で「水」を巡らし,これに桂皮も協調作用するが,これも本問の患者とはほとんど関係ない.

　4. 真武湯は,茯苓・白朮で「水」を巡らし,生姜・芍薬で胃腸を整え,附子で温めるのだが（問題16）,この患者は「下半身の冷えが強い」ので,これでもよさそうだ.しかし,耳,眼,腰などの諸症状をカバーするにはあまりに弱い.

　ところで,八味丸や牛車腎気丸がよさそうでも,じつは胃が弱くて飲めないという人も少なくない.そうした場合には真武湯や桂枝加朮附湯をsecond choiceとする.

コラム　ペットに漢方？　魚に漢方？　植物に漢方？

　ペットに漢方薬を使うのはたぶん"あり"だと思う．なぜなら，漢方薬の研究では，他の医薬品の研究と同じく，基礎実験として動物を用いることがあるからで，つまり動物にも効くから基本的な薬の効き方や副作用の研究を動物でやるわけだ．もちろん，筆者は獣医ではないので，責任をもっていい切ることはできない．
　ところが，想像力豊かな人というのはどこの世界にもいるもので，
「魚の水槽に漢方薬を混ぜて与えてもよいか」
と真面目に質問をしてきた人がいる．魚については筆者は全くの専門外なので，たとえば「さかなクン」にでも聞いてみたいところであるが，医者にそんな質問されても…．
　こんな人もいた．煎じ終わった生薬のカスを庭の植木に撒いているのだそうだ．これは是か非か教えてほしいというのである．エキスが抜けているから，枯らしたりはしないだろうが，さてどうなのだろう．筆者は農業にはまるで素人なので，回答のしようがない．エキス剤を水に溶かして撒くという人にはまだ出会ったことがないが．
　いずれにせよ，規定（人が病気の治療のために内服する）以外の使用法にコメントを求める方が無理だ．ヒトでも，入浴剤として風呂にエキスを溶かしているという人もいた．

問題72

51歳女性．身長157cm，体重62kg．1年ほど前から，朝に両手がこわばるようになった．半年前から痛みを伴う日もあるようになった．リウマチ専門医や整形外科医を受診したが，関節リウマチは否定されている．単なる手関節痛との診断で保存的治療を受けているが，あまり効果はなく，頭痛や肩こりもしばしば起こる．

天気がよくないときにとくに症状が強い感じがするという．この患者に最も適当な漢方薬はどれか．
 1. 五苓散
 2. 葛根湯
 3. 薏苡仁湯
 4. 柴苓湯

解答と解説

　やや小太りの中年女性の「朝の両手のこわばり」＋「痛み」で関節リウマチかなと頭をかすめるも，他医2名の診断では違うという．保存的治療を受けているがあまり効果はないので漢方治療に来診したのだろうが，「頭痛」や「肩こり」もある．キーワードは「天気がよくないときに症状が強い」である．これだ．どこかで出てきたが，これは水毒だ．「舌に歯の圧痕」だから，舌がむくんで腫れているのだ．問題16にあるとおり，低気圧で症状悪化なのだ．五苓散かな，とピンとくるようでありたい．五苓散で利水（「水」を巡らし，不要ならば尿から捨てる）させることをまず考える．これが常套手段だろう．

　選択肢をみてみよう．1. 五苓散は問題ないだろう．2. 葛根湯には利水効果に乏しいので，この症例の肩こりくらいにはよいかもしれないが，全般には使えない．あるいは五苓散に加えて使うのならOKであろう．3. 薏苡仁湯は，薏苡仁・蒼朮・麻黄・桂皮・甘草が，とくに関節の「水」の流れを改善し，腫れを抑えて痛みを軽減する．当帰・芍薬は血行を改善し，前者を補完する．これもよさそうだ．五苓散との比較になる．

　ここで，麻黄＝発汗剤とだけ思っていてはなかなか苦しいものがある．麻黄には利水作用もある．体表でこの作用が発揮されれば発汗することとなり，関節で発揮されれば関節浮腫や関節痛を除くことができる．思い出してみてほしい．麻黄湯（問題4）のところだ．悪寒がするのを発汗法で治すのだったが，関節が痛いという状況にも麻黄湯が効くのはこういう事情からである．

麻黄・蒼朮（これも利水剤）を含む越婢加朮湯も，同様の理屈で関節痛によい（問題 36）．だからじつは葛根湯にも利水作用は若干ある．

薏苡仁は腫れを退かせる．麻黄・薏苡仁の組み合わせは麻杏薏甘湯（麻黄・杏仁・薏苡仁・甘草）という処方が他にある．ここでの杏仁は咳止めではなく，これも利水剤として働く．だから麻黄湯のなかにあっても痰を除去できるのだ．

話を戻そう．五苓散 vs 薏苡仁湯だった．蒼朮は主に体表の利水を行う．白朮（しばしば混同して用いられる）は主に内臓の利水だ．ただし，両者とももう一方の作用もある．…そうすると，関節に効かせるなら，どうみても薏苡仁湯のほうがよさそうだ．五苓散を最初に思い浮かべた人，センスはよいので，その力を大事に育ててほしい．

最後に，4. 柴苓湯は，小柴胡湯＋五苓散である．五苓散の効くような水毒の人が，小柴胡湯の適応となりそうな炎症を兼ねている場合にのみ用いる．なぜかというと，柴苓湯は高いからだ．漢方処方で一番高価だ．効能にある「水瀉性下痢，急性胃腸炎，暑気あたり，むくみ」に効く（というかこういうのに保険適応をもつ）漢方薬はほかにたくさんあり，どうしても柴苓湯でなくてはならないというよほどの理由がない限り，保険審査で査定されることが多い．筆者はほとんど使わないが…．さて，本症例がその「よほどの理由」を備えているかというと，はなはだ心もとない．とくに，小柴胡湯部分を使う理由がない．五苓散でよいではないかと思う．だからこれも選択肢から落とす．よって**正解は 3**．とする．

問題 73

71 歳男性．身長 162cm，体重 62kg．糖尿病にて 7 年前から治療中である．現在 HbA1c 7.2 とコントロールはよくない．数カ月前から両下肢のしびれが出現し，内科で糖尿病性神経障害と診断されている．このほか，頻尿，夜間尿，腰痛などがある．この患者に最も適当な漢方薬はどれか．

1. 牛車腎気丸
2. 八味地黄丸
3. 桂枝加朮附湯
4. 越婢加朮湯

解答と解説

　これはじつは超簡単な問題で,
糖尿病性神経障害なら牛車腎気丸
というのはもう漢方の常識である．だから1. 牛車腎気丸でよいのかどうかの問題となる．もちろん糖尿病（DM）の検査ができるようになったのはここ数十年のことであるから，漢方の古典に載っている常識ではない．そういう意味では，これは「術後イレウスに大建中湯」と同類の，かなり新しい漢方の知見である．

　まあ，それはよいとして，漢方的診断の勉強をしよう．中肉中背の高齢男性がDMでコントロール不良なため，進行してニューロパチーになったのであろう．「両下肢のしびれ」が出ている．これとは直接関係があってもなくても，「頻尿」，「夜間尿」，「腰痛」とくると，これは2. 八味地黄丸だなという判断でよいのだが，下肢の血行を上げてしびれを改善する牛膝・車前子を加えた1. 牛車腎気丸の方が，本症例にとってはより優れていることはいうまでもないだろう．よって，やはり**1. が正解**である．

　ちなみに，エキス剤の附子の含量をみると，牛車腎気丸は八味丸の倍である．附子は鎮痛によいから，これも隠れた効果を出している．

　では，3. 桂枝加朮附湯ではだめなのかというと，じつはこれもよく用いられる．これは桂枝湯に蒼朮（白朮という説もある）・附子を加えたもので，桂皮・附子の組み合わせは八味丸にも牛車腎気丸にもあり，神経痛やしびれ，関節痛などによいのだ．ただし，桂枝加朮附湯には血行をよくする作用があまりない．尿に関する作用はほとんどなく，選択肢としてはベストではないから落とす．

最後の 4. 越婢加朮湯というのは，麻黄・蒼朮・石膏・大棗・生姜・甘草からなる．麻黄・蒼朮は薏苡仁湯や麻杏薏甘湯にもあった組み合わせで，これらは"親戚"の処方になる（前問参照）．ところで，これには石膏が入り，熱を冷ます処方となっている．この症例は夜間尿など，書いてはいないが冷えをもっているだろうから，石膏は有り難くない．ないほうがよい．また越婢加朮湯は神経痛・しびれ系統にはあまり効かない．

　余談だが，越婢加朮湯には「夜尿症」の適応がある．問題 65 でこれが選択肢にあれば選んでもよかったかもしれないが，これは主に麻黄のエフェドリンによる作用である．尿は出にくくなるかもしれないが，覚醒してしまうのではないか？？

問題 74

34 歳女性．身長 162cm，体重 55kg．血圧 100/58mmHg，脈拍 54/分．体育講師．がっちりした体形だが，配置換えで最近デスクワークが多くなり，肩こりがひどくなった．運動は毎日しっかり行っているので，運動不足ではないという．この患者に最も適当な漢方薬はどれか．
　1. 当帰芍薬散
　2. 二朮湯
　3. 葛根湯
　4. 桂枝茯苓丸

解答と解説

　体育講師の先生が，配置換えで最近デスクワークばかりとなれば，慣れない仕事で肩こりがひどくなっているのだ．わざわざ「運動不足ではない」と書いておいたのは目にとまっただろうか．

　血圧 100/58mmHg，脈拍 54/分で徐脈傾向であるが，これはいわゆるスポーツ心臓の徐脈だろうから正常範囲ととってよいだろう．すると，全くの

健康体だと考えてよいので，単純に"肩こりに葛根湯"でよい．**3. が正解**だ．
　他の選択肢はどうだろう．1. 当帰芍薬散も 4. 桂枝茯苓丸も血行を改善するので肩こりにはよさそうだが，この患者は「毎日運動をしっかり」やっているそうだから，運動不足で瘀血か？などと深読みしなくてもよいであろう．単純に行ってみて，無理だったら瘀血の存在を検討する，というのでも遅くはない．葛根湯＋当帰芍薬散，葛根湯＋桂枝茯苓丸という方法もある．
　さて，2. 二朮湯とは何だろう．効能には「五十肩」とだけ書いてある．蒼朮・白朮・半夏・天南星・陳皮・茯苓で肩に溜まった「痰」を除くつもりだろう．威霊仙・羌活は「湿」に強く，痛みを取る．香附子は「気」をめぐらせて痛みを取り，黄芩は抗炎症作用で痛みを取る．生姜・甘草は飲みやすくする．ずいぶん大層な処方だ．「湿」も「痰」もあって二朮湯がよいのかもしれないが，まずは単純に葛根湯で行ってみればよい．二朮湯などは少なくとも健康体の人にしょっぱなから使う処方ではないはずだ．

問題 75

60歳女性．身長153cm，体重59kg．血圧146/92mmHg．6年前から両膝の関節痛で整形外科に通院中である．変形性膝関節症と診断され，最近では月に一度は膝関節穿刺にて廃液し，ヒアルロン酸の関節内注射を受けている．体形はいわゆる水太りである．腹診で膨満した腹部を触れるが，圧痛はない．この患者に最も適当な漢方薬はどれか．
1. 薏苡仁湯
2. 麻杏薏甘湯
3. 防已黄耆湯
4. 大防風湯

解答と解説

中高年女性．「両膝の関節痛」で「水太り」だという．「膨満した腹部」は"ガ

マ腹"かな…もうこれだけで 3. 防已黄耆湯ではないのかなと，問題 9 をしっかり理解している人なら思い出すはずだ．整形外科で「変形性膝関節症」と診断され，「月に一度膝関節穿刺」，「ヒアルロン酸の関節内注射」を受けているというから，よほど悪いのだろうか．

漢方では，症状が膝であっても，現代医学のように膝ばかり狙うわけではない．もっとも現代でも，膝への過重を減らすために「体重を落としましょう」などというアドバイスは行うのだ．ということは，防已黄耆湯は体重を落とすことができるのか，という期待や疑問がわいても不思議ではない．確かに，防已黄耆湯の効能には"肥満症"とある．膝関節内の滑液の循環をよくしてうんぬんという効果だけではないのか．

防風通聖散をやせる目的で使うのにはまだ理解が及ぶが（大黄による瀉下作用や麻黄による交感神経刺激作用があるから），防已黄耆湯についてはじつは筆者もよくわからない．でも，これでやせる人はいる．防已・黄耆・白朮（または蒼朮）・大棗・生姜・甘草からなるこの処方で，どうやら防已がその役割をはたしているのかもしれない．防已は，先にも解説したように利水作用をもつ．白朮に食欲減退させる作用があるという報告もみたことがあるが，それなら四君子湯でもやせるはずだ．やはり防已が要なのだろう．

では，1. 薏苡仁湯，2. 麻杏薏甘湯はどうか．これらを否定する要素はない（問題 72）．だからこれらでもよいかもしれないが，「ガマ腹の膝関節痛」には防已黄耆湯のほうがまず first choice だ．血圧も高めだから，麻黄は積極的に使う気にはなれない．よって 1. と 2. は落とす．

最後の 4. 大防風湯は，当帰・芍薬・地黄・川芎（以上で四物湯）で血液循環を改善し，防風・杜仲・牛膝・羌活・附子で下半身や腰・関節を温め，痛みを抑える．人参・黄耆・蒼朮・乾姜・大棗・甘草は四君子湯に近いが，「気」を補う．これも，防已黄耆湯に先んじて用いる理由がない．

以上より，<u>正解は 3.</u> とする．

コラム　痛みは「気」のせい？

　気，通じざればすなわち痛む．これは『黄帝内経』に出てくる有名な言葉であるが，昔の人は痛みをこういうふうにとらえていたらしい．だから，鎮痛するためにはあらゆる方法で気の流れをよくする薬が使われてきた．現在の感覚では，気が流れなければ痛みがなく，気が流れ始めるとかえって痛いように思うのだが，逆である．

問題 76

72歳女性．身長152cm，体重42kg．血圧106/66mmHg．4カ月前に帯状疱疹が出現し皮膚科で抗ウイルス薬の内服治療を受けたが，発疹消退後も右背部から胸部にかけて帯状の肋間神経痛が続いている．鎮痛剤などの内服治療を続けているが効果がない．冷えるととくに痛む．脈診で脈は微弱で，腹診では腹直筋が軽く緊張している．この患者に最も適当な漢方薬はどれか．
1. 疎経活血湯
2. 桂枝加朮附湯
3. 葛根湯
4. 麻杏薏甘湯

解答と解説

　高齢になると帯状疱疹が出現しやすい．免疫力低下によるものだが，この症例は「抗ウイルス薬の内服治療を受けた」が，「発疹消退後も右背部から胸部にかけて帯状の肋間神経痛が続いている」という．帯状疱疹後神経痛だ．鎮痛剤が効かないとなると，不快な痛みがピリピリ，チクチクと何カ月～何年も続くことがある．皮膚科やペインクリニックでもお手上げなので漢方治療を希望してこられる患者さんがときどきいる．

漢方でも痛みを除くこと（標治）を最優先するが，それと同時に痛みの原因をも狙っていく（本治）．そこでこういう人がいる．「本治はウイルスをたたくことなのではないか，それは抗ウイルス薬の仕事ではないか？」．ごもっともである．それが一番だ．だが，それが効果不十分なときは漢方でも何でも使うのである．

　選択肢はいずれも神経痛に適応がある（葛根湯だけ「上半身の」という制限があるが）．ここまでの情報では使い分けがしにくい．そこで脈診で「脈は微弱」という情報に目を向ける．これは麻黄を含む3. 葛根湯や4. 麻杏薏甘湯の目標ではない．これらは脈が飛ぶように跳ねている「実」の患者に使うのが原則だ．だから選択から落とす．

　1. 疎経活血湯は，当帰・芍薬・地黄・川芎という「血」を補う四物湯に，桃仁・牛膝で血液循環を改善し，防已・蒼朮・陳皮・茯苓は関節の腫れを抑える．防風・羌活・白芷・威霊仙は痛みを抑える．竜胆・甘草が炎症を抑える．大変大がかりな処方だ．「湿」を除きながら腫れを抑えて痛みを取る．2. 桂枝加朮附湯は，桂枝湯に蒼朮（白朮という説もある）・附子を加えたもので，神経痛やしびれ，関節痛などによい．血行をよくする作用には乏しい．さあどちらだ．

　結論としては「冷えるととくに痛む」というから，温める．だから2. 桂枝加朮附湯で始めるのがオーソドックスだろう．あるいは，他の附子を含む処方を試してみてもよいだろう．あるいは，たとえば免疫力を賦活するために補中益気湯をベースに使い，附子末を0.5〜1.5gほど足すというような方法もよくやる．附子は温めて痛みを取る作用に優れているので，冷えると痛むものにはよい．よって**正解は2.** とする．

問題77

27歳女性．身長162cm，体重58kg．普段は健康だが，昨日庭の草むしりなどの作業を終日行ったところ，今朝より臀部から大腿後面にかけて鋭い痛みが出現した．整形外科で坐骨神経痛といわ

れ，鎮痛剤を投与されたが，以前パニック障害の治療に漢方治療で効果がみられたため，今回も漢方を希望して来院した．この患者に最も適当な漢方薬はどれか．
 1. 五積散
 2. 八味地黄丸
 3. 苓姜朮甘湯
 4. 麻杏薏甘湯

解答と解説

「庭の草むしりなどの作業を終日行った」ということは，長時間にわたり蹲踞など不自然な姿勢をとっていたために，坐骨神経が圧迫されて痛みを生じたのだろう．

なお，「パニック障害」とは今回は関係なさそうだ．一応分けて考えよう．漢方が「心身一如」，すなわち体の一部に起こっている症状も精神的症状も全身のゆがみとしてとらえるという面を，本書であまりに強調し過ぎてきたかもしれない．

さて，選択肢はいずれも神経痛・坐骨神経痛に効能をもつものばかりだが，ここで処方を決定する最も重要な要素は何だろうか．それは"時間"である．「昨日…作業」を行って「今朝より…痛みが出現した」のである．整形外科を受診はしたが，漢方を思い出してその足で受診したのである．つまり経過が浅いのだ．速攻でいけば早く治るかもしれない．年齢も若く，「普段は健康」なので，一気に攻めの治療でよいだろう．そうすると，1.～3.などの慢性疾患狙いのようなものではなく，4. 麻杏薏甘湯のような麻黄剤で一気にカタをつけるのである．

ところで 1. 五積散（ごしゃくさん）とは，効能には「慢性に経過し，症状の激しくない」いろいろな痛みによいとある．当帰・芍薬・川芎で血液循環を改善して痛みを取り，麻黄・白芷で温めて痛みを取り，桔梗・枳実で膿を出して腫れを抑え痛みを取り，半夏・厚朴・茯苓・蒼朮・白朮・陳皮で「湿」を除いて痛

を取り，乾姜・桂皮で体を温めて痛みを取る．大棗・生姜・甘草は消化を補う．このようにあらゆる原因による痛みに対応できるが，大処方にありがちな，各薬量の少なさが五積散にもみられ，効き目がマイルドになってしまう．これが速攻の効果を期待できない理由の一つでもある．

また，3. 苓姜朮甘湯もここで紹介しておこう．これは茯苓・乾姜・白朮・甘草の4つからなり（頭文字通りだ！），「水」・「湿」を取り除いて温めることで痛みを取る．「腰の冷えと痛み」によい．この症例は別に冷えたわけではないから，これは使わない．2. 八味地黄丸も似たような理由で，冷えているわけではないから桂皮や附子でじっくり温めるのは現時点では不要だろう．まずは麻黄・薏苡仁で速攻でいこう．**4. が正解**である．

問題78

14歳男性．身長172cm，体重66kg．普段は健康であるが，最近就寝中にこむら返りを起こすことが多く，このために睡眠が中断され，翌朝にも脚の痛みが残っていることがある．この患者に最も適当な処方はどれか．
 1. 芍薬甘草湯 7.5g　分3　毎食後
 2. 芍薬甘草湯 7.5g　分3　毎食前
 3. 芍薬甘草湯 2.5g　分1　眠前
 4. 芍薬甘草湯 2.5g　疼痛時に頓服

解答と解説

こむら返りにもいくつか原因はある．成長期の少年はこむら返りを起こしやすいが，この患者は「普段は健康」とあるので，単なるこむら返りであろう．こういう急激な筋肉のけいれんには，芍薬甘草湯で速効性がある．これはこういうときのための頓服処方である．「就寝中」に限定されているのであれば，けいれんが起こったその時に起きて服用してもよいのだが，そのたびに起きていてはやっていられない．できれば予防したい．そこで芍薬甘草

湯を眠前に一服しておくのだ．これは甘草を多量に含むので，ベタで普段から服んでおくようなことはしない．かえってミオパチーなどを起こしかねない．よって，**正しい服用法は 3.** である．くどいが，頓服処方なので，休日前などには休薬したりして，不要ならば早く離脱する．そうなると 4. でも十分可である．

問題 79

25 歳男性．身長 176cm，体重 65kg．4 日前にバイクを運転中に転倒して腰を強く打ったあと，腰痛が続いている．整形外科には転倒後毎日通院しているが，骨や筋には異常がないという．この患者に最も適当な漢方薬はどれか．
1. 牛車腎気丸
2. 八味地黄丸
3. 治打撲一方
4. 苓姜朮甘湯

解答と解説

腰の打撲による腰痛が続いている．「骨や筋には異常がない」というからじっくり漢方薬で治療する．ところで，こういう打撲傷の場合，局所にはだいたい血腫ができている．これを除くと痛みはかなり楽になる．3. 治打撲一方は，その名のとおり打撲傷を治療する．大黄・川骨・川芎・桂皮・丁字で瘀血（皮下出血・内出血）を除去し，樸樕・甘草で腫れを抑える．1. 牛車腎気丸や 2. 八味地黄丸，4. 苓姜朮甘湯は腰痛の治療薬ではあるが，このような打撲による瘀血を改善する作用には乏しい．よって **3. が正解**．

ここの選択肢にはないが，こういう場合は通導散でもよい．問題 58 でも触れかけたが，ここでしっかり理解しておこう．大黄・蘇木・紅花・当帰で瘀血を強力に除去し，厚朴・枳実・芒硝の力を借りて便から排出する．木通・甘草・陳皮で腫れを抑える．

余談だが，通導散は中国で，治打撲一方は日本で開発された処方だ．だから用いる生薬も異なり，川骨・樸樕などはほとんど日本独自の生薬である．

問題 80

34歳女性．身長157cm，体重46kg．2年前から全身のあちこちが痛む．線維筋痛症の診断にて膠原病専門医のもとで治療中であるが，全身の疼痛にはあまり変化がみられない．微熱がほぼ毎日続いており，頸部リンパ節腫脹がある．寝汗をかきやすく，体力がなくて毎日非常に疲れやすいという．この患者に最も適当な漢方薬はどれか．
1. 補中益気湯
2. 十全大補湯
3. 越婢加朮湯
4. 薏苡仁湯

解答と解説

　訴えとして「全身のあちこちが痛む」という人はこれまでにはあまりいなかった．ところが「線維筋痛症」という病名が有名になってくると，「線維筋痛症じゃないでしょうか」という人も最近増えてきている．まあそこまで行かなくても，そもそもどこかの痛みを訴えてくる人は多い．

　この患者は専門医のもとで線維筋痛症として治療中であるが，あまり改善しない．しかも「微熱がほぼ毎日」続いており，「頸部リンパ節腫脹」があって「毎日非常に疲れやすい」となると，これは慢性疲労症候群かもしれない．じつは痛みは本質的なものではなく，疲労のほうを治すべきかもしれないということだ．

　さて，漢方には"攻める薬"と"守る薬"とがある．もちろん，"攻める"薬のなかには"守る"成分も入っているし，"守る"薬のなかには"攻める"成分も入っている．あくまでも"処方全体として"どういう性格のものか，

という議論である．

　この症例は「体力がなくて毎日非常に疲れやすい」のだから，虚である．こういう人には"攻める薬"はよほどの理由がない限り使わない．"守る薬"でじっくりいくことが多い．

　選択肢のなかで，3．越婢加朮湯，4．薏苡仁湯は攻める処方で，麻黄をふんだんに使っている．とくに薏苡仁湯では，ただでさえ「寝汗」をかくのに，なおさらかいてしまって「気」を漏失してしまうことになりかねない．1．補中益気湯，2．十全大補湯はほぼ純粋な"守る薬"だ．この両者は使い分けるうえでよく混同されるので，ここで使い分けをしっかり理解してもらおうというわけだ．

　ところで，こういう「微熱」，「頸部リンパ節腫脹」とくると，「あ，小柴胡湯だ！」と思い浮かぶ人も多いだろう．正解だ．これだけなら小柴胡湯でよいだろう．ところがこの症例は「寝汗」をかきやすく，「体力がなく」，「疲れやすい」のだ．となると小柴胡湯よりはもっと虚のタイプの人に配慮した処方がよい．柴胡桂枝乾姜湯（さいこけいしかんきょうとう）や補中益気湯がよいことになる．じつは，苓甘姜味辛夏仁湯が小青竜湯の"裏の処方"であったように，小柴胡湯の裏の処方が補中益気湯なのである．

補中益気湯＝小柴胡湯の虚の人向けの変形バージョン

だった（問題6参照）．だから，補中益気湯には抗炎症作用もちゃんと残っており，柴胡・升麻などの生薬がその役割をはたす．一方の十全大補湯には抗炎症作用は一切ないといってもよい．よって，**正解は1．補中益気湯**である．

　では，痛みについてはどうなるのだろう．補中益気湯ですぐに取れるのだろうか．いやたぶん無理だろう．では，本治をやるのが補中益気湯だとして，標治として何か併用するというのはどうだろう．…これは非常にいいアイデアであるし，ぜひそうすべきである．ここで越婢加朮湯なり，麻杏薏甘湯なり，あるいは葛根湯なりを併用すればよいのだ．

問題 81

30歳女性．身長162cm，体重56kg．半年前に異動になり，デスクワークのためほとんど座位で1日過ごすので，夕方になると両下肢が浮腫むという．また，同じころより月経痛がひどくなり，月経前などはイライラがひどく，常に便秘するようになった．この患者に最も適当な漢方薬はどれか．
1. 桃核承気湯
2. 猪苓湯
3. 当帰芍薬散
4. 木防已湯

解答と解説

　デスクワークは身体によくない．こうして筆者が原稿を書いているのもデスクワークだが，1時間も続けていると，お茶を飲みに行ったり，ごろりと寝転がったり，ストレッチをしてみたりする．疲れるというより，身体がこわばってしまう．こういう仕事を1日中続けていると，夕方にもなると両下肢が浮腫む．確かにそうだ．

　結局，この患者は座位を続けることで下肢の血行が悪化し，二次的に下肢の浮腫にもなったのだろう．浮腫が第一にくるのではない．「月経痛」がひどく，「便秘」とあるから，治療としては血行を改善し，便通をよくすればよい．下肢の浮腫は静脈性のものであるはずだから，血行さえよくしておけばそれに引きずられるように改善するものだ．

　そのような処方はたくさんあり，だいたい大黄が入っていれば大なり小なりそういう作用はある．ここでのポイントは「月経前のイライラ」だ．これを取る処方で，しかも便秘によい処方は加味逍遙散と桃核承気湯しかない（といってよいだろう，おそらく）．

　加味逍遙散には大黄は入っていない．構成生薬中にこれといって便を出すような薬は見当たらないのだが，総合力で便秘によい処方となっているから

不思議だ．ただしそんなに強力ではない．そこで1. 桃核承気湯を選ぶ．この処方は，問題7でも解説したとおりだが，桃仁・桂皮が月経前のイライラによいのだ．桂枝茯苓丸もこの配合をもつので，同じく月経前のイライラによい．

あとの選択肢はすべて浮腫を念頭においたもので，血行に配慮のあるのは3. 当帰芍薬散しかない．しかしこれもさほど強い血行改善力はなく（問題1），便通改善作用はまったくない．2. 猪苓湯は論外．4. 木防已湯（もくぼういとう）は人参・石膏・防已・桂皮からなるが，月経痛にも便通にも効果は期待できない．よって2.～4. はすぐに落とせるだろう．よって**1. が正解**である．

問題 82

24歳女性．身長151cm，体重44kg．就職後から月経が不安定になり，周期がほぼ45～60日となっている．足腰が冷え，下痢しやすく，逆に手足はほてり口が渇くことが多い．他院ですでに当帰芍薬散を1年間ほど飲んでいるが効果に乏しい．この患者に最も適当な漢方薬はどれか．

1. 桂枝茯苓丸
2. 温経湯
3. 加味逍遥散
4. 四物湯

解答と解説

女性の月経はひょんなことで乱れる．この症例は「就職」が原因のようだ．「周期がほぼ45～60日」というのは漢方では冷えのせいととる．逆に頻回にくるのは熱のせいととる．代謝が低下すれば月経も遅くなり，亢進すれば早くくる，という理屈で理解してよい．

さて，冷えを想定したとおり「足腰が冷え，下痢しやすい」とある．「手足はほてり口が渇く」というのは，これはきわめて漢方的な症状だ．すでに

「冷えのぼせ」であることが多い．問題9で説明したように，下半身が冷えることで，その結果として上半身が相対的に暑く感じる（上熱下寒ともいう）のであって，この熱は仮の熱だ．上半身を冷ますより下半身を温めるほうが先だ．選択肢をみてみよう．

まず1. 桂枝茯苓丸は，問題1でも触れたとおり血行改善剤だが，残念ながら温める作用がそれほど強くないのであった．だからここでははずす．

2. 温経湯（うんけいとう）は，使用目標が「手足がほてり，唇が乾く」とあるから，これでよさそうだが，詳しくみてみよう．結構複雑な処方である（問題8）．当帰・芍薬・川芎・牡丹皮で血行をよくする．阿膠・麦門冬・人参は潤す作用がある．牡丹皮・麦門冬は熱を冷ます作用もある．これがほてりに対応する．唇が乾くというのもほてりと同類だ．一方，桂皮・生姜・呉茱萸は温める．これで下半身を温めるので，冷えのぼせによいのだ．**2. が正解**である．

他の処方は，3. 加味逍遥散，4. 四物湯には温めるという作用がほとんどなくて，他院ですでに飲んで効果に乏しい当帰芍薬散とさほど変わらない程度でしかないため，却下である．

コラム　漢方の"女性向け三種の神器"とは？

当帰芍薬散，桂枝茯苓丸，加味逍遥散の3処方を称して，こうよぶことがある．女性向けによく用いられる，ちょっと性格の異なった処方どうしだが，

当帰芍薬散は，「水」の流れを改善し，「血」を補う

桂枝茯苓丸は，「血」の流れを改善する

加味逍遥散は，「血」を補い，消化を助け，精神安定させる

という作用をもつ．別に女性でなくても十分使用可能だ．こだわる必要はないし，女性患者の治療がこれだけでできるわけでも何でもない．筆者はこのうちの2つを併用するようなこともごく普通にやっている．

問題 83

25歳女性．身長161cm，体重56kg．就職後から月経が不安定になり，周期がほぼ21～26日となっている．月経痛が強く，経血には血塊が混じり，便秘しやすい．冷えはあまり感じない．舌を診ると静脈の怒脹が顕著で，腹診で臍の横に圧痛を認める．学生時代はバスケットボールをやっていたが，最近運動不足だという．この患者に最も適当な漢方薬はどれか．

1. 当帰建中湯
2. 当帰芍薬散
3. 通導散
4. 五積散

解答と解説

「就職後から月経が不安定」という．社会的なストレスが月経を乱す一例である．しかも「周期がほぼ21～26日」と早くなっている．前章でも解説したが，これは熱証だ．「月経痛が強く」，「経血には血塊」が混じるのは瘀血そのものだ．「舌を診ると静脈の怒脹が顕著で，腹診で臍の横に圧痛を認める」というのも瘀血だ．しかも結構強い瘀血だ．選択肢のいずれも瘀血を改善する力はあるが，3. 通導散が最も強く，以下，あまり強くない2. 当帰芍薬散，4. 五積散，1. 当帰建中湯という順だろうか．

さて，この患者は「便秘」しやすく，「冷えはあまり感じない」．「学生時代はバスケットボールをやっていた」くらいだから弱々しい感じはまったくしない．このようながっしりした人には通導散でよいだろう．**3. が正解**．

ほかの処方は，通導散に比べれば，瘀血を強力に破るという点では非力な処方だ．1. 当帰建中湯というのは，桂枝加芍薬湯（問題55）に当帰を加えたもので，桂枝加芍薬湯の腹部膨満，腹痛がとくに月経によるものの場合によい．

問題 84

25歳女性．身長155cm，体重50kg．就職後から月経が不安定になり，周期がほぼ35〜40日となっている．出血は毎回1週間以上続き，貧血のようにフラフラすることが多い．月経痛はあまりなく，便秘しやすい．舌を診ると全体に淡白で，腹診で臍の横に軽い圧痛を認める．この患者に最も適当な漢方薬はどれか．

1. 四物湯
2. 人参養栄湯
3. 芎帰膠艾湯
4. 十全大補湯

解答と解説

またしても「就職後から月経が不安定」な若年女性患者である．今度は，「周期がほぼ35〜40日」と延びている．「出血は毎回1週間以上」続き，「貧血」のようにふらつく．ここまでで，まず出血を軽減させなければならないと判断する．止血が必要だ．舌診で「全体に淡白」ということは，「血」が不足しているのだ．この方針は間違いではないと確信できる．「血」を補うこともまたよいであろう．

そうすると，止血＋「血」を補うという作用をもつものを探せばよい．漢方をよく知っている人なら，難なく3. 芎帰膠艾湯（きゅうききょうがいとう）にたどり着くと思われる（問題40）．が，そうもいかないだろう．なぜなら，ツムラ社の効能だと，「痔出血」としか書いていないからだ．コタロー社の効能には「冷え症で，出血過多により，貧血するもの．痔出血…貧血症」とあるので，ピックアップしやすい．このように中身はほとんど（というより構成生薬的に）同じでも，メーカーが異なると効果・効能が変わるというのはよくあることなので，実際の使用の際はよく確認することだ．医学的な問題というより，保険上の問題だが．

芎帰膠艾湯は，四物湯に阿膠・艾葉という止血薬が配合され，止血だけで

なくて「血」を補う作用もある（問題40）．芎帰膠艾湯だけで止まらない場合は，補中益気湯を加えて，下から漏れる血を「上へ引き上げる」とよい．
　他の選択肢は，1. 四物湯は止血作用をもつ薬が入らないから不十分であろう．4. 十全大補湯も，四物湯に四君子湯の一部を加えたものに似ており（問題1），「血」を作る作用はあっても止血はほぼできないのでこれも落とせる．2. 人参養栄湯は，十全大補湯によく似た処方で，十全大補湯から川芎を引いて，五味子・遠志・陳皮を足したものだ．あまり用いられないが，これも止血作用に乏しい．以上より，**正解は 3.** とする．

問題85

34歳女性．身長159cm，体重50kg．以前より月経前になると精神が不安定になっていたが，4年前の出産後から悪化し，月経とは無関係にわけもなく不安になったり，取り乱して泣いたりするようになった．月経そのものは順調で，月経痛や出血の異常もない．近医の内科では，月経前緊張症の診断で抗不安薬を投与されている．この患者に最も適当な漢方薬はどれか．
1. 加味逍遥散
2. 加味帰脾湯
3. 柴胡桂枝乾姜湯
4. 甘麦大棗湯

解答と解説

　以前よりあった月経前緊張症（月経前症候群）が出産後から悪化し，「月経とは無関係」に精神不安をきたすようになっている患者である．しかも，「月経そのものは順調で，月経痛や出血の異常もない」ことから，どうやら月経のことは考えなくてもよさそうだ．月経前緊張症ではないのだ．もしこれが月経前緊張症だったら，1. 加味逍遥散で決まりだったかもしれない．この患者に使ってはいけないことはないが，使わなければならない理由がほとん

どなくなってしまう．

　次の2. 加味帰脾湯は，問題13で説明したとおり複雑な処方で，柴胡・酸棗仁・山梔子・竜眼肉・遠志などによる精神安定作用がある．これもよさそうだ．ちなみに，加味帰脾湯から柴胡・山梔子を除くとただの帰脾湯になり，精神面の作用が減る．

　さて，これまで登場していなかった3. 柴胡桂枝乾姜湯は，筆者があまり使わないので選択肢にもれていたのだろうが，じつは漢方診療ではよく使われる処方だ．柴胡・黄芩・牡蛎で精神を安定させかつ炎症を抑え，桂皮・乾姜で体を温め，栝楼根は気道を潤す．甘草は熱を除き，痛みを止める．小柴胡湯の虚弱者向けバージョンで，補中益気湯とも対象者が一部重なるが，柴胡桂枝乾姜湯のほうが温める作用がうんと強く，抗炎症の色彩が濃い．

　最後の4. 甘麦大棗湯とは，問題23で説明したようにきわめて単純な処方であるが，小麦には「抗悲哀作用」みたいなものがあるようで，大棗は大量に用いると精神安定作用があり，全体でわけもなく不安になり，取り乱して泣くような患者に"意外と"よいのだ．甘い処方なので，味もまた精神安定によいのだろうか．甘草を多く含むのできわめて要注意である．眠前のみとか頓服であれば安全に使える．

　というわけで，まずはシンプルかつ鋭く，**4. を正解**としよう．

問題86

47歳女性．身長156cm，体重51kg．1年前に結婚し，挙児希望だが，ちょうどそのころから月経が不順になり，3カ月前から停止しており，本日受診した婦人科では閉経が近いと説明を受けた．最近疲れやすく，下半身の冷えがあり，また頻尿傾向で夜間尿が必ず1～2回あるようになった．この患者に最も適当な漢方薬はどれか．
　1. 苓姜朮甘湯
　2. 八味地黄丸

3. 当帰芍薬散
4. 牛車腎気丸

解答と解説

　月経関連の問題が続くが，漢方をやっているとほとんど避けて通れないのがこの分野だ．筆者も内科の看板を掲げているにもかかわらず，月経不順・不妊症で受診する方が後を絶たない．とくに，この症例のようにほとんど無理な希望をもって受診する不妊症の人が増えている（本例では医学的にはまだ不妊とはいえない）．結婚が遅く，閉経が近いのにそれでも妊娠し子どもがほしいのだ．最後の望み（？）を漢方にかけたいという気持ちはわかるが，「すぐに確実に妊娠できる漢方薬がほしい」とか無茶なことをいう人にしばしば遭遇するのである．「これを飲むとどれくらいで妊娠できるのですか」とも．そんなに漢方はスゴイものではない．あくまでも現代医学のサポートなのだ．
　本症例はそろそろ閉経が近い．最近「疲れやすく」，「下半身の冷え」があり，また「頻尿」傾向で「夜間尿」が必ず1回あるようになった．これは老化の始まりととらえてよいであろう．まさに 2. 八味地黄丸が使える状態だ（問題 2）．ここまで読んでこられた読者で，これに異論はないだろう．強いていえば 4. 牛車腎気丸とどちらがよいかということだろうが，どちらでもよい．まだ下肢の症状が強くないので，オーソドックスに八味地黄丸でよいだろう（問題 2）．この患者は，漢方でいえば「腎虚」，すなわち生殖・泌尿にかかわる機能としての「腎」の衰えだ．八味地黄丸はもともと八味腎気丸ともいわれ，単に腎気丸ということもある．これに牛膝・車前子を足したものが牛車腎気丸なのだ．つまり「腎」の「気」を補う，生殖力や老化にあらがうエネルギーを与えてくれるような処方なのだ．よって **2. が正解**だ．
　ここで 1. 苓姜朮甘湯という選択肢を選んでも，これは「冷え」くらいにしか効かない（問題 77）．3. 当帰芍薬散は若干の血行改善と浮腫改善効果があるが，とても八味丸とは比較できないだろう．いまさらこれを真っ先に選ぶ人はいないだろう．

コラム　漢方のバイアグラ？

　男性不妊（乏精子症などによる）は最近増えている．発見例が増えているのか，実数が増えているのか，両方なのか．おそらく両方だろう．第1子は普通にできたが第2子ができない，調べたら夫の精子が少ないといわれた…という患者もみかけるようになった．仕事も超ハードで，帰ったらバタンキューだろうから仕方がないであろう．そこで，

問題
　35歳男性．身長178cm，体重67kg．結婚後4年になるが子どもができず，男性不妊（乏精子症）であることが判明した．仕事も毎週出張があり超多忙で，睡眠時間は平均4時間程度である．1年前より勃起障害も併発している．下痢気味で，脈は非常に弱く，舌も淡白である．この患者に最も適当な漢方薬はどれか．
　1．抑肝散
　2．補中益気湯
　3．香蘇散
　4．桂枝加竜骨牡蛎湯

【解答と解説】
　「勃起障害」も併発しており，疲労ここに極まれりといった感じだ．下痢気味で，脈は非常に弱く，舌も淡白である．どれでもよさそうだ．EBMでは2．補中益気湯が推奨されるが，これでよいのだろうか．
　正解は漢方薬ではない．生活習慣の改善だろう．寝るだけでめきめき改善しそうだ．
　これに類似する症例をみたことがある．筆者の知人で，結婚後8年間子どもができない，奥さんももう40を超えた，何とかならないかというのだ．彼は多忙というより飲む方に忙しいような人だったので，「夕食は必ず家で摂るように」とだけ指示した．カンのいい人だったので，すぐに実行，なんと2カ月後に奥さんが御懐妊となった．

問題 87

53歳女性．身長158cm，体重50kg．1年前からいわゆる更年期障害で婦人科にて女性ホルモン補充療法を施行中であるが，ホルモン剤で発がんの傾向があると知り，これまでの治療を止めて漢方治療を希望して来院．月経は延長気味で不規則，皮膚が枯燥して頭髪が抜けやすくなり，顔はほてり，のぼせてイライラすることが多くなったという．舌診では舌の辺縁が赤い．便秘はない．この患者に最も適当な漢方薬はどれか．
 1. 三黄瀉心湯
 2. 温清飲
 3. 四物湯
 4. 黄連解毒湯

解答と解説

女性の「更年期障害」で，しばらく続けていた女性ホルモン補充療法を拒否，漢方治療を希望して来院した例である．「月経不順」で「顔はほてり，のぼせ」，「イライラ」することが多い．しかも「舌の辺縁が赤い」とくると，熱症状が揃っているので，これだけでは4. 黄連解毒湯でもよいが，問題はこれだけではない．それは，「皮膚が枯燥して頭髪が抜けやすくなり」という点にある．これが本問の重要なキーワードだ．つまり，単なる熱だけではないのだ．

問題66でやったように，毛髪は「血余」で，脱毛には「血」を補う3. 四物湯がよいという話をした．皮膚の枯燥も四物湯でよい．さらに，問題8の当帰飲子のところでやったように，四物湯成分はカサカサによい．となると，ここでも四物湯成分はほしいところだ．

黄連解毒湯＋四物湯は2. 温清飲になる．**2. が正解**だ．じつは温清飲はいろいろな処方に組み込まれており，荊芥連翹湯，柴胡清肝湯，竜胆瀉肝湯などがそうだ．

他の選択肢は，1. 三黄瀉心湯では四物湯成分がないし，第一この患者には「便秘はない」ので，使えない（問題7）．あとの2処方は，ともに温清飲の一部だから，ここでは選ぶことはないに決まっている．

問題88

32歳男性．身長168cm，体重67kg．血圧132/88mmHg，脈拍102/分．普段からよく飲酒するが，酒には強い方ではないのにも関わらず誘いをなかなか断れず，たびたび二日酔いとなる．昨晩も宴会だったが，今朝起きるとめまいや吐き気がし，二度嘔吐した．口渇が激しくじん麻疹も出ている．便は本日まだ出ていない．この患者に最も適当な漢方薬はどれか．

1. 五苓散
2. 茵蔯蒿湯
3. 茵蔯五苓散

解答と解説

「二日酔い」は病気ではないので，選択肢は3つにした．しかし，漢方的に学ぶべきところはあるので問題として取り上げた．

「めまい」，「吐き気」，「嘔吐」，「口渇」というのは，かなり「水」の状態がひどいのである．水毒だ．だから選択肢は一気に絞られ，1. 五苓散，3. 茵蔯五苓散（いんちんごれいさん）のどちらかということになる．後者は五苓散に茵蔯蒿を足しただけで，差がどれくらい出るのかによる．

結果としてはどちらも効く．茵蔯蒿というのは，漢方では熱を冷ます作用を期待されているが，肝臓の解毒を促進するのだろうか．2. 茵蔯蒿湯（茵蔯蒿・山梔子・大黄）も同じくそういう作用があるが，こちらは大黄で排便させるのが主だ．「便は本日まだ出ていない」とはいえ，これは便秘とは違い，水毒が改善されれば自然と回復するはずだから，今あえて用いる必要はないし，第一，茵蔯蒿湯には水毒改善作用はない．よってこれは落とす．

本症例は，アセトアルデヒドが残って熱性になっていると考えて，茵蔯蒿の利点をいかして，茵蔯五苓散のほうがよさそうだ．**3. が正解**だ．
　いずれにせよ，半日もすれば治るだろうから，投薬の必要はないといえばそれまでだ．

問題89

36 歳男性．身長177cm，体重82kg．毎年夏になると多量に汗をかき，冷たいものをがぶ飲みする一方で，食欲は低下するので夏バテになる．下痢もしやすい．今年もまったく同様で，昨日から全身が重だるく，ほてり，口渇がある．血圧112/68mmHg，脈拍72/分．体温36.4℃．この患者に最も適当な漢方薬はどれか．
1. 三物黄芩湯
2. 清暑益気湯
3. 五苓散

解答と解説

もともと肥満気味の男性の「夏バテ」の症例である．前問と同様，疾患に入れてよいのかどうかと思うので，選択肢は3つにした．しかし，学ぶべきところはあるので問題としてとり上げた．
　こちらは夏の間続くのだろう．漢方治療の前に，生活をきちんと整える必要がある．漢方外来の仕事ではないように思う．
　さて，太っているので「多量に汗」をかき，「冷たいものをがぶ飲み」するので，「水」が体中に余り，また胃腸が冷える．漢方でいう「脾」の作用が落ちる．「食欲は低下する」ので「気」の材料が供給されないわけで，体力が落ちる．水毒であり，脾虚である．またほてりも出ている．
　選択肢をみてみよう．1. 三物黄芩湯は問題45でやったとおりで，ほてりを取り．3. 五苓散は水毒を取る．いずれも作用として不十分だ．そこで2. 清暑益気湯とする．清暑益気湯はいわゆる暑気あたりの処方で，ほかに暑気

あたりに使える（保険適応のある）処方は，五苓散，柴苓湯（五苓散＋小柴胡湯，問題72），胃苓湯（五苓散＋平胃散，問題53コラム）がある．

　夏バテといえば清暑益気湯，というのは漢方では常識だが，名前をみれば一目瞭然だ．その中身は補中益気湯と似ており，人参・黄耆・甘草で消化機能を補い，蒼朮・陳皮で水毒を改善し，麦門冬・黄柏でほてりを取る．五味子で汗の出過ぎを防ぎ，当帰で血行をよくする．よって正解は2.である．

　清暑益気湯は人参養栄湯にも若干似ているが，とにかく夏バテ以外にはほとんど使い道のない処方でもある．

問題90

65歳女性．身長156cm，体重47kg．子宮体がん再発にて化学療法を施行中であるが，食欲低下が著しい．この患者に最も適当な漢方薬はどれか．
1. 十全大補湯
2. 人参養栄湯
3. 補中益気湯
4. 六君子湯

解答と解説

　漢方の「新しい」使い道として，「術後イレウスに大建中湯」があったが (問題55)，
　　　　　　術前術後の管理に十全大補湯
も有名だ．漢方のことは知らなくても，最近こういう使い方を耳に（目に）することは多いと思われる．ではなぜこれがよいのか，という解説をここではしておく．

　十全大補湯は，問題15で詳しく解説したように，「気」と「血」の両方を補う処方だ．手術というのは非常に大きな侵襲なので「気」と「血」を激しく消耗する．だからこれを様々な手段で補いたいのだが，現代医学ではせ

いぜい栄養補給や輸血くらいしかなく，漢方でいうような「気」と「血」の補充はできないのが実情だ．

　十全大補湯は，がんの化学療法や放射線療法による副作用の予防，治療にも用いられる．脱毛，骨髄抑制，食欲低下，嘔吐などが改善することはしばしばある．脱毛のところ(問題66)でやったように，毛髪は「血余」なので，「血」を補うとこれが防げるというのが漢方的考え方だ．"科学的"にこれを評価するとどうなのか．ここでは漢方処方の使い方を学ぶだけなので，このあたりのことは別の機会に譲る．ここでは **1. を正解**としたい．

　もちろん，ほかの選択肢でもいけないことはない．ただ，十全大補湯に関しては様々な研究報告が出されており，漢方薬のなかでは比較的データが充実していて，がんの治療という現代医学においても最もホットな局面の一つに，歴史的には予想もできなかったような形で貢献し始めているのである．

各処方の考え方・使い方

本章では，実際に臨床で用いられる各漢方処方（エキス製剤）がどのようなものか，配合されている生薬の作用を基に処方全体を理解し，保険適用される疾患について解説する．

＜凡例＞

【含有生薬】

生薬	処方のなかで期待される主な作用	配合量
葛根（かっこん）	発汗・解熱させる．筋緊張を緩める．	4.0

●生薬名

読みにくいものが多いため，すべてにルビを打った．

●処方のなかで期待される主な作用

漢方薬・生薬の作用は，漢方理論的にはしっかり理解されているが，現代薬理学的には解明されつくしていない．未解明部分のほうが多い．したがって本文では，現代の表現を用いつつも，大ざっぱな表現にとどめている．

また，各生薬は多数の化合物を含むので，当然ながら複数の薬理作用をもつ．また，各処方中で期待される作用も様々で，異なっている．本章では，各処方のなかで期待されている主な作用について，やはりざっくりと述べた．

●配合量

1日標準使用量エキス製剤中に含まれる生薬の量を表す（単位: g）．処方のラインナップが一番多くて手に入りやすい「ツムラ」のものを基本に表示している．メーカーによって差があるものもあるので，**実際の使用に当たっては添付文書を必ず参照すること．**

【効果・効能】

各メーカーの添付文書から，重要と思われるものを抜き出し編集した．古い表現，非医学的な表現も多いが，それはそれで尊重してなるべくそのまま載せておいた．**保険適応病名はメーカーごとに異なるので，実際の使用に当たっては添付文書を必ず参照のこと．**

また，各処方には「背番号」をふった．これは多くのメーカーで比較的統一されているのでほぼそれに従った．

(1) 葛根湯（かっこんとう）

【含有生薬】

生薬	処方のなかで期待される主な作用	配合量
葛根（かっこん）	発汗・解熱させる．筋緊張を緩める．	4.0
麻黄（まおう）	発汗させる．気管支を拡げる．咳を止める．	3.0
桂皮（けいひ）	体を温め，発汗させる．	2.0
芍薬（しゃくやく）	筋肉の張りを抑え，痛みを止める．発汗しすぎを抑える．	2.0
生姜（しょうきょう）	腹部を温め，発汗させる．嘔気を止める．	2.0
大棗（たいそう）	消化を整える．	3.0
甘草（かんぞう）	消化を整える．	2.0

【効果・効能】

自然発汗がなく，頭痛，発熱，悪寒がして項，肩，背などがこるもの，あるいは下痢するもので，比較的体力のあるものの次の諸症：**感冒，鼻風邪，熱性疾患の初期，炎症性疾患（結膜炎，角膜炎，中耳炎，蓄膿症，扁桃腺炎，乳腺炎，リンパ腺炎），肩こり，上半身の神経痛，じん麻疹，湿疹．**

(2) 葛根湯加川芎辛夷* （かっこんとうかせんきゅうしんい）

【含有生薬】

生薬	処方のなかで期待される主な作用	配合量
葛根（かっこん）	発汗・解熱させる．筋緊張を緩める．	4.0
麻黄（まおう）	発汗させる．気管支を拡げる．咳を止める．	3.0
桂皮（けいひ）	体を温め，発汗させる．	2.0
芍薬（しゃくやく）	筋肉の張りを抑え，痛みを止める．発汗しすぎを抑える．	2.0
生姜（しょうきょう）	腹部を温め，発汗させる．嘔気を止める．	1.0
大棗（たいそう）	消化を整える．	3.0
甘草（かんぞう）	消化を整える．	2.0
辛夷（しんい）	呼吸機能を高め，鼻の通りを改善する．	2.0
川芎（せんきゅう）	血行を改善し，痛みを止める．	2.0

【効果・効能】

鼻閉，蓄膿症，慢性鼻炎．

*コタローは葛根湯加「辛夷川芎」．

(3) 乙字湯（おつじとう）

【含有生薬】

生薬	処方のなかで期待される主な作用	配合量
当帰（とうき）	血流を増やし，血行を改善し，痛みを止める．	6.0
大黄（だいおう）	便通を改善し，血行を改善する．	0.5
柴胡（さいこ）	脱肛を引き上げ，炎症を抑える．	5.0
黄芩（おうごん）	熱を冷まし，炎症を抑える．	3.0
升麻（しょうま）	脱肛を引き上げ，炎症を抑える．	1.0
甘草（かんぞう）	熱を冷まし，痛みを止める．	2.0

【効果・効能】

病状がそれほど激しくなく，大便が硬くて便秘傾向があり，体力が中位で衰弱していないものの次の諸症：キレ痔，痔核（いぼ痔），便秘，脱肛，肛門出血，痔疾の疼痛．

(5) 安中散（あんちゅうさん）

【含有生薬】

生薬	処方のなかで期待される主な作用	配合量
桂皮（けいひ）	体を温め，血行を改善し，胃痛を止める．	4.0
延胡索（えんごさく）	血行を改善し，胃痛を止める．	3.0
牡蛎（ぼれい）	胃酸を抑える．	3.0
茴香（ういきょう）	身体を温めて胃痛を止める．	1.5
縮砂（しゅくしゃ）	胃痛を止め，胃の機能を助け，下痢を止める．	1.0
良姜（りょうきょう）	腹を温めて胃痛を止め，嘔気を抑える．	0.5
甘草（かんぞう）	消化を整える．	1.0

【効果・効能】

やせ型で腹筋が弛緩する傾向にあり，冷え症，神経質で，胃痛や胸やけまたは腹痛があって，ときにゲップ，食欲不振，嘔気などを伴う次の諸症：**神経性胃炎，胃酸過多症，慢性胃炎，胃アトニー，胃潰瘍による胃痛．**

(6) 十味敗毒湯（じゅうみはいどくとう）

【含有生薬】

生薬	処方のなかで期待される主な作用	配合量
桔梗（ききょう）	排膿し，腫れを抑える．	3.0
樸樕（ぼくそく）*	皮膚の排膿を促す．	3.0
柴胡（さいこ）	炎症を抑える．	3.0
防風（ぼうふう）**	湿疹を治し，痒みや痛みを抑える．	1.5
荊芥（けいがい）	皮膚の炎症を抑え，痒みを抑える．	1.0
川芎（せんきゅう）	血行を改善し，痛みを止める．	3.0
甘草（かんぞう）	熱を冷まし，痛みを止める．	1.0
独活（どっかつ）	水分の循環を改善し，痛みを止める．	1.5
茯苓（ぶくりょう）	水分の循環を改善させる．	3.0
生姜（しょうきょう）	温め，発汗させる．	1.0

＊コタロー，クラシエは桜皮（おうひ）を使っている．
＊＊コタローは浜防風（はまぼうふう）を使っている．

【効果・効能】

化膿性皮膚疾患，急性皮膚疾患の初期，腫物，じん麻疹，急性湿疹，にきび，フルンクロージス，水虫．

(7) 八味地黄丸（はちみじおうがん）

【含有生薬】

生薬	処方のなかで期待される主な作用	配合量
地黄（じおう）	熱を冷まし，血行を改善する．血流を増やす．	6.0
牡丹皮（ぼたんぴ）	血行を改善する．	2.5
桂皮（けいひ）	体を温め，血行を改善する．痛みを止める．	1.0
附子（ぶし）	体を温め，痛みを止める．	0.5
山茱萸（さんしゅゆ）	尿路からの出血を抑える．	3.0
沢瀉（たくしゃ）	水分の循環を改善し，尿を出す．	3.0
茯苓（ぶくりょう）	水分の循環を改善し，消化を整える．	3.0
山薬（さんやく）	消化を助け，下痢を止める．	3.0

*附子は熱処理・減毒されたブシ末を使用．

【効果・効能】

疲れやすくて倦怠感著しく，尿量減少して残尿感がある場合（または多尿で特に夜間多尿のもの）や，腰痛があってときに口渇があり，四肢が冷えやすく，ときにはほてることもあるものの次の諸症：**慢性腎炎，ネフローゼ，萎縮腎，膀胱カタル，頻尿，排尿困難，前立腺肥大，糖尿病，動脈硬化，高血圧，低血圧，陰萎，坐骨神経痛，下肢痛，腰痛，しびれ，脚気，浮腫，産後脚気，更年期障害，老人のかすみ目，老人性の湿疹，痒み．**

(8) 大柴胡湯（だいさいことう）

【含有生薬】

生薬	処方のなかで期待される主な作用	配合量
柴胡（さいこ）	炎症を抑え，ストレスを解除する．	6.0
芍薬（しゃくやく）	筋肉の張りを抑え，痛みを止める．	3.0
半夏（はんげ）	痰や咳を鎮め，嘔気を抑える．精神を安定させる．	4.0
大棗（たいそう）	消化を整え，精神を安定させる．	3.0
生姜（しょうきょう）	腹部を温め，嘔気を止める．	1.0

枳実(きじつ)	イライラを抑え，痰を鎮める．	2.0
黄芩(おうごん)	熱を冷まし，炎症やイライラを抑える．	3.0
大黄(だいおう)	便通を改善し，血行を改善する．イライラを抑える．	1.0

【効果・効能】
 比較的体力のある人で，胸や脇腹が硬く張って痛みや圧迫感があり，便秘がちあるいはかえって下痢するもので，耳鳴り，肩こり，疲労感，食欲減退などを伴うこともあるものの次の諸症：肥満症，胆石症，胆嚢炎，黄疸，肝機能障害，じん麻疹，高血圧症（に伴う肩こり），動脈硬化，脳溢血，頭痛，半身不随，肩こり，糖尿病，気管支喘息，胃炎，胃酸過多症，急性胃腸カタル，悪心，嘔吐，食欲不振，便秘，痔疾，ノイローゼ，不眠症，陰萎，神経衰弱．

(9) 小柴胡湯（しょうさいことう）

【含有生薬】

生薬	処方のなかで期待される主な作用	配合量
柴胡(さいこ)	炎症を抑え，ストレスを解除する．	7.0
黄芩(おうごん)	熱を冷まし，イライラや炎症を抑える．	3.0
半夏(はんげ)	痰や咳を鎮め，嘔気を抑える．精神を安定させる．	5.0
人参(にんじん)	免疫機能を賦活し，消化を補い，体液の産生を促す．	3.0
大棗(たいそう)	消化を整え，精神を安定させる．	3.0
生姜(しょうきょう)	腹部を温め，発汗させる．嘔気を止める．	1.0
甘草(かんぞう)	消化を整える．炎症を抑える．	2.0

【効果・効能】
 I．体力中等度で胸や脇腹が重苦しくて，疲れやすくて微熱があったり，熱感と寒感が交互にあったりして，舌苔を生じ，口中不快，食欲不振，胃炎，胃腸虚弱，ときにより悪心，嘔吐，咳嗽などのあるものの次の諸症：諸種の急性熱性病，肺炎，気管支炎，感冒，気管支喘息，胸膜炎，肋膜炎，肺結核などの結核性諸疾患の補助療法，リンパ腺炎，慢性胃腸障害，産後回復不全，腎臓病，貧血症，腺病質．疲労感および風邪の後期の症状．

II．慢性肝炎における肝機能障害の改善．

(10) 柴胡桂枝湯（さいこけいしとう）

【含有生薬】

生薬	処方のなかで期待される主な作用	配合量
柴胡（さいこ）	炎症を抑え，ストレスを解除する．	5.0
黄芩（おうごん）	熱を冷まし，イライラや炎症を抑える．	2.0
半夏（はんげ）	痰や咳を鎮め，嘔気を抑える．精神を安定させる．	4.0
芍薬（しゃくやく）	血流を増やし，筋肉の張りを抑えて痛みを止める．	2.0
人参（にんじん）	新陳代謝を改善させる．免疫機能を賦活し，精神を安定させる．	2.0
大棗（たいそう）	消化を整え，精神を安定させる．	2.0
桂皮（けいひ）	体を温め，痛みを止め，血行を改善し，動悸を抑える．	2.0
甘草（かんぞう）	消化を整える．炎症を抑える．	2.0
生姜（しょうきょう）	温めて発汗させる．嘔気を止める．	1.0

【効果・効能】

発熱，自然発汗があって，胸や脇腹に圧迫感があり，悪寒し，身体痛，関節痛，頭痛，胃痛，胸痛，悪心，腹痛を伴う胃腸炎，食欲減退などを伴うものの次の諸症：感冒・流感（インフルエンザ）・肺炎・肺結核，肋膜炎などの熱性疾患，胃潰瘍・十二指腸潰瘍・胆嚢炎・胆石・肝機能障害・膵臓炎などの心下部緊張疼痛，風邪の後期の症状．

(11) 柴胡桂枝乾姜湯（さいこけいしかんきょうとう）

【含有生薬】

生薬	処方のなかで期待される主な作用	配合量
柴胡（さいこ）	炎症を抑え，ストレスを解除する．	6.0
牡蛎（ぼれい）	精神を安定させる．炎症を抑える．汗を止める．	3.0
黄芩（おうごん）	熱を冷まし，イライラや炎症を抑える．	3.0
乾姜（かんきょう）	腹や肺を温め，痰を鎮める．	2.0
栝楼根（かろこん）	胃を整え，乾きを潤す．咳を抑える．	3.0
甘草（かんぞう）	消化を整える．	2.0
桂皮（けいひ）	体を温め，血行を改善し，動悸を抑える．	3.0

【効果・効能】

体力が弱く，冷え症・貧血気味で血色悪く，胸部あるいは臍部周辺に動悸があり，尿量減少，微熱，頭汗，盗汗，胸内苦悶，息切れ，食欲不振，軟便などがあり，神経衰弱気味で不眠の傾向があって，神経過敏，口内が乾いて空咳などがあるものの次の諸症：**感冒，心臓衰弱，胸部疾患・肝臓病などの消耗性疾患の体力増進，貧血症，更年期障害，血の道症，神経症，神経衰弱，不眠症．**

(12) 柴胡加竜骨牡蛎湯（さいこかりゅうこつぼれいとう）

【含有生薬】

生薬	処方のなかで期待される主な作用	配合量
柴胡（さいこ）	ストレスを解除する．	5.0
黄芩（おうごん）	熱を冷まし，イライラを抑える．	2.5
桂皮（けいひ）	体を温め，血行を改善し，動悸を抑える．	3.0
茯苓（ぶくりょう）	水分の循環を改善し，精神を安定させる．	3.0
人参（にんじん）	新陳代謝を改善させる．精神を安定させる．	2.5
半夏（はんげ）	嘔気を抑える．精神を安定させる．	4.0

各処方の考え方・使い方

大黄*	便通を改善し，血行を改善する．イライラを抑える．	(1.0)
竜骨	精神を安定させ，不安，不眠を改善する．	2.5
牡蛎	精神を安定させ，不安，不眠を改善する．	2.5
大棗	消化を整え，精神を安定させる．	2.5
生姜	消化を補い，嘔気を止める．	1.0

*コタロー，クラシエには入るが，ツムラには入らない．

【効果・効能】

比較的体力があり，精神不安があって驚きやすく，心悸亢進，動悸，胸内苦悶，めまい，のぼせ，不眠，いらだちなどの精神症状があり，あるいは臍部周辺に動悸を自覚し，みぞおちが痞えて便秘し，尿量減少するものの次の諸症：高血圧症，高血圧の随伴症状（動悸，不安，不眠），動脈硬化症，心臓衰弱，慢性腎臓病，神経衰弱症，神経症，神経性心悸亢進症，てんかん，ヒステリー，更年期神経症，小児夜啼症，陰萎．

(14) 半夏瀉心湯（はんげしゃしんとう）

【含有生薬】

生薬	処方のなかで期待される主な作用	配合量
半夏	痰や咳を鎮め，嘔気を抑える．精神を安定させる．	5.0
黄芩	熱を冷まし，イライラや炎症を抑える．	2.5
黄連	熱を冷まし，イライラや炎症を抑える．	1.0
人参	新陳代謝を改善させる．消化を補う．	2.5
大棗	消化を整え，精神を安定させる．	2.5
乾姜	腹や肺を温め，痰を鎮める．	2.5
甘草	消化を整える．	2.5

【効果・効能】

みぞおちが痞え，ときに悪心，嘔吐があり，食欲不振で，舌苔や胃部に水分停滞感があり，腹が鳴って軟便または下痢の傾向のあるもの，あるいは粘液便を排出するものの次の諸症：急・慢性胃腸カタル，醗酵性下痢，消化不

良，胃下垂，神経性胃炎，胃弱，二日酔，ゲップ，胸やけ，口内炎，つわり，神経症．

(15) 黄連解毒湯（おうれんげどくとう）
【含有生薬】

生薬	処方のなかで期待される主な作用	配合量
黄連（おうれん）	熱を冷まし，イライラや炎症を抑える．	2.0
黄芩（おうごん）	熱を冷まし，イライラや炎症を抑える．	3.0
山梔子（さんしし）	熱を冷まし，イライラを抑える．	2.0
黄柏（おうばく）	熱を冷まし，炎症を抑える．	1.5

【効果・効能】
比較的体力があり，のぼせ気味で顔色赤く，イライラする傾向のあるものの次の諸症：鼻出血，吐血，喀血，下血，高血圧，脳溢血，血の道症，めまい，心悸亢進，不眠症，ノイローゼ，皮膚瘙痒症，胃炎，二日酔．

(16) 半夏厚朴湯（はんげこうぼくとう）
【含有生薬】

生薬	処方のなかで期待される主な作用	配合量
半夏（はんげ）	痰や咳を鎮め，嘔気を抑える．精神を安定させる．	6.0
厚朴（こうぼく）	胃もたれ，嘔気，咳，イライラなどを抑える．	3.0
茯苓（ぶくりょう）	水分の循環を改善し，消化を整える．	5.0
蘇葉（そよう）	胃腸機能を改善し，じん麻疹を抑える．精神を安定させる．	2.0
生姜（しょうきょう）	腹部を温める．嘔気を止める．	1.0

【効果・効能】
精神不安があり，気分がふさいで，咽喉～食道部にかけて異物感があり，胃部に停滞膨満感のあるもの．ときに動悸，めまいなどを伴う．消化機能が

悪く，悪心や嘔吐を伴うこともあるものの次の諸症：**不安神経症，神経症，神経衰弱，恐怖症，不眠症，更年期神経症，神経性頭痛，神経性胃炎，胃弱，心臓喘息，つわり，嘔吐症，咳，嗄声，神経性食道狭窄症，気管支炎，気管支喘息，浮腫**．

(17) 五苓散（ごれいさん）

【含有生薬】

生薬	処方のなかで期待される主な作用	配合量
沢瀉（たくしゃ）	水分の循環を改善し，排尿させる．	4.0
猪苓（ちょれい）	水分の循環を改善し，排尿させる．	3.0
茯苓（ぶくりょう）	水分の循環を改善し，消化を整える．	3.0
白朮*（びゃくじゅつ）	水分の循環を改善し，消化を整える．	3.0
桂皮（けいひ）	体を温め，水分の循環を改善する．	1.5

*ツムラは蒼朮を使っている．

【効果・効能】

喉が渇いて水を飲むにもかかわらず尿量が少なく，嘔気，嘔吐，腹痛，頭痛，頭重，頭汗，悪心，浮腫などのいずれかを伴う次の諸症：**水瀉性下痢，急性胃腸炎，二日酔，めまい，頭痛，浮腫，急性胃腸カタル，暑気当たり，糖尿病，黄疸，腎炎，ネフローゼ，尿毒症，膀胱カタル**．

(18) 桂枝加朮附湯（けいしかじゅつぶとう）

【含有生薬】

生薬	処方のなかで期待される主な作用	配合量
桂皮（けいひ）	体を温め，血行を改善し，痛みを止める．	4.0
芍薬（しゃくやく）	筋肉の張りを抑え，痛みを止める．	4.0
大棗（たいそう）	消化を整える．	4.0
生姜（しょうきょう）	腹部を温める．	1.0

生薬			
甘草 (かんぞう)	筋肉の張りを抑え，痛みを止める．		2.0
蒼朮 (そうじゅつ)	関節などの水分の循環を改善させる．		4.0
茯苓 (ぶくりょう)**	水分の循環を改善し，消化を整える．		(4.0)
附子 (ぶし)*	体を温め，痛みを止める．		0.5

*附子は熱処理・減毒されたブシ末を使用．
**クラシエは桂枝加苓朮附湯なので，茯苓が入る．

【効果・効能】
　冷え性で痛み，四肢に麻痺感があるもの，あるいは屈伸困難のもの．**神経痛，関節痛，関節炎，リウマチ．**

(19) 小青竜湯（しょうせいりゅうとう）

【含有生薬】

生薬	処方のなかで期待される主な作用	配合量
半夏 (はんげ)	痰や咳を鎮める．	6.0
五味子 (ごみし)	咳を止める．	3.0
乾姜 (かんきょう)	腹や肺を温め，痰を鎮める．	3.0
細辛 (さいしん)	体を温め，痰を除去する．	3.0
麻黄 (まおう)	気管を拡げる．咳を止める．	3.0
桂皮 (けいひ)	体を温める．	3.0
芍薬 (しゃくやく)	発汗しすぎを抑制する．	3.0
甘草 (かんぞう)	炎症を抑える．	3.0

【効果・効能】
　①下記疾患における水様の痰，水様鼻汁，鼻閉，くしゃみ，喘鳴，咳嗽，流涙：**気管支喘息，鼻炎，アレルギー性鼻炎，アレルギー性結膜炎，感冒．**
　②発熱症状後，尿量減少し，胸内苦悶，胃部に水分停滞感があり，喘鳴を伴う喀痰の多い咳嗽があるもの，あるいは鼻汁の多い鼻炎や，流涙の多い眼病のごとく，分泌液過多のもの：**気管支炎．**

(20) 防已黄耆湯 (ぼういおうぎとう)

【含有生薬】

生薬	処方のなかで期待される主な作用	配合量
防已（ぼうい）	水分の循環を改善し，腫れを抑え，痛みを止める．	5.0
黄耆（おうぎ）	新陳代謝を改善し，汗を止め，浮腫を改善する．	5.0
白朮*（びゃくじゅつ）	水分の循環を改善し，消化を整える．	3.0
大棗（たいそう）	消化を整える．	3.0
生姜（しょうきょう）	消化を整える．	1.0
甘草（かんぞう）	消化を整える．	1.5

*ツムラは蒼朮を使っている．

【効果・効能】

色白で，筋肉軟らかく水太りの体質で，疲れやすく，汗が多く，小便不利で下肢に浮腫をきたし，膝関節の腫痛するものの次の諸症：**腎炎，ネフローゼ，妊娠腎，陰嚢水腫，肥満症（筋肉にしまりのない，いわゆる水太り），関節炎，関節痛，関節リウマチ，癰，癤，筋炎，浮腫，皮膚病，多汗症，月経不順．**

(21) 小半夏加茯苓湯 (しょうはんげかぶくりょうとう)

【含有生薬】

生薬	処方のなかで期待される主な作用	配合量
半夏（はんげ）	痰や咳を鎮め，嘔気を抑える．	6.0
生姜（しょうきょう）	腹部を温め，嘔気を止める．	1.5
茯苓（ぶくりょう）	水分の循環を改善し，消化を整える．	5.0

【効果・効能】

体力中等度で胃部に水分停滞感があって，嘔吐するものの次の諸症：**妊娠嘔吐（つわり），悪心，嘔吐症（急性胃腸炎，湿性胸膜炎，水腫性脚気，蓄膿症による）．**

(22) 消風散（しょうふうさん）

【含有生薬】

生薬	処方のなかで期待される主な作用	配合量
石膏（せっこう）	熱を冷ます．	3.0
知母（ちも）	熱を冷ます．	1.5
地黄（じおう）	熱を冷まし，血行を改善する．	3.0
甘草（かんぞう）	熱を冷まし，炎症を抑える．	1.0
苦参（くじん）	熱を冷まし，湿疹を抑え痒みを取る．	1.0
牛蒡子（ごぼうし）	皮膚の熱を冷ます．	2.0
防風*（ぼうふう）	湿疹を治し，痒みや痛みを抑える．	2.0
荊芥（けいがい）	皮膚の炎症を抑え，痒みを抑える．	1.0
蒼朮（そうじゅつ）	水分の循環を改善し，腫れを抑える．	2.0
木通（もくつう）	水分の循環を改善し，腫れを抑える．	2.0
蝉退（ぜんたい）	皮膚の痒みを取る．	1.0
当帰（とうき）	血流を増やし，血行を改善し，痛みを止める．	3.0
胡麻（ごま）	便通を改善する．皮膚の血行を改善する．	1.5

*コタローは浜防風を使っている．

【効果・効能】

長年治らない痒みの強い慢性の皮膚病で，患部が乾燥あるいはうすい分泌液があり，夏期または温暖時に悪化しやすいものの次の諸症：湿疹，じん麻疹，水虫，あせも，皮膚瘙痒症．

(23) 当帰芍薬散（とうきしゃくやくさん）

【含有生薬】

生薬	処方のなかで期待される主な作用	配合量
当帰（とうき）	血流を増やし，血行を改善し，痛みを止める．	3.0
芍薬（しゃくやく）	血行を改善し，筋肉の張りを抑えて痛みを止める．	4.0
川芎（せんきゅう）	血行を改善し，痛みを止める．	3.0

生薬		配合量
茯苓(ぶくりょう)	水分の循環を改善し，消化を整える．	4.0
白朮(びゃくじゅつ)*	水分の循環を改善し，消化を整える．	4.0
沢瀉(たくしゃ)	水分の循環を改善し，尿を出す．	4.0

*ツムラは蒼朮を使っている．

【効果・効能】

比較的体力が乏しく，筋肉が一体に軟弱で疲労しやすく，冷え症で貧血の傾向があり，腰脚が冷えやすく，排尿回数が多く尿量が減少し，咽喉が乾くもの，ときに下腹部痛，頭重，めまい，肩こり，耳鳴り，動悸などを訴えるものの次の諸症：月経不順，月経異常，月経困難，不妊症，産前産後あるいは流産による障害，妊娠中の諸病（浮腫，つわり，習慣性流産，痔核，脱肛，腹痛），更年期障害（頭重，頭痛，めまい，肩こりなど），腰痛，脚気，足腰の冷え症，しもやけ，にきび，しみ，血圧異常，動悸，貧血，倦怠感，慢性腎炎，半身不随，心臓弁膜症．

（24）加味逍遙散（かみしょうようさん）

【含有生薬】

生薬	処方のなかで期待される主な作用	配合量
当帰(とうき)	血流を増やし，血行を改善し，痛みを止める．	3.0
芍薬(しゃくやく)	血行を改善し，筋肉の張りを抑えて痛みを止める．	3.0
牡丹皮(ぼたんぴ)	熱を冷まし，血行を改善する．	2.0
山梔子(さんしし)	熱を冷まし，イライラを抑える．	2.0
柴胡(さいこ)	ストレスを解除する．	3.0
薄荷(はっか)	熱を冷まし，ストレスを緩和する．	1.0
茯苓(ぶくりょう)	水分の循環を改善し，消化を整える．	3.0
白朮(びゃくじゅつ)*	水分の循環を改善し，消化を整える．	3.0
生姜(しょうきょう)	温め，消化を整える．	1.0
甘草(かんぞう)	筋肉の張りを抑える．消化を整える．	1.5

*ツムラは蒼朮を使っている．

【効果・効能】

体質虚弱な婦人で肩がこり，頭痛，頭重，のぼせ，倦怠感などがあって食欲減退し，疲れやすく，精神不安などの精神神経症状，ときに便秘の傾向のある次の諸症：冷え症，虚弱体質，月経不順，月経困難，更年期障害，血の道症，胃神経症，胃アトニー症，胃下垂症，胃拡張症，便秘症，神経症，不眠症，湿疹．

(25) 桂枝茯苓丸（けいしぶくりょうがん）

【含有生薬】

生薬	処方のなかで期待される主な作用	配合量
桂皮（けいひ）	体を温め，痛みを止め，血行を改善し，動悸を抑える．	3.0
芍薬（しゃくやく）	血行を改善し，筋肉の張りを抑えて痛みを止める．	3.0
茯苓（ぶくりょう）	水分の循環を改善し，消化を整える．	3.0
桃仁（とうにん）	血行を改善し，イライラを抑える．	3.0
牡丹皮（ぼたんぴ）	熱を取り，血行を改善する．	3.0

【効果・効能】

体格はしっかりしていて赤ら顔が多く，腹部は大体充実，下腹部に抵抗があり，ときに下腹部痛，肩こり，頭重，めまい，のぼせて足冷えなどを訴えるものの次の諸症：子宮ならびにその付属器の炎症，子宮内膜炎，月経不順，月経異常，月経困難，帯下，更年期障害（頭痛，めまい，のぼせ，肩こりなど），血の道症，冷え症，肩こり，めまい，頭重，打ち身（打撲症），痔疾患，睾丸炎，腹膜炎，しもやけ，しみ．

(26) 桂枝加竜骨牡蛎湯（けいしかりゅうこつぼれいとう）

【含有生薬】

生薬	処方のなかで期待される主な作用	配合量
桂皮（けいひ）	体を温め，痛みを止め，血行を改善し，動悸を抑える．	4.0
芍薬（しゃくやく）	血行を改善し，筋肉の張りを抑えて痛みを止める．	4.0
大棗（たいそう）	消化を整え，精神を安定させる．	4.0
生姜（しょうきょう）	腹部を温め，嘔気を止める．	1.5
甘草（かんぞう）	筋肉の張りを抑える．消化を整える．	2.0
竜骨（りゅうこつ）	精神安定，不安，不眠を改善する．	3.0
牡蛎（ぼれい）	精神安定，不安，不眠を改善する．	3.0

【効果・効能】

下腹直腹筋に緊張のある，体質の比較的虚弱な人で疲れやすく，神経症状があり，頭痛，のぼせ，耳鳴りなどを伴って興奮しやすいもの，臍部周辺に動悸を自覚して排尿回数，尿量ともに増加するものの次の諸症：**神経衰弱，神経質，心悸亢進，不眠症，性的神経衰弱，遺精，陰萎，小児夜泣き，夜驚症，小児夜尿症，眼精疲労，脱毛症．**

(27) 麻黄湯（まおうとう）

【含有生薬】

生薬	処方のなかで期待される主な作用	配合量
麻黄（まおう）	発汗させる．気管支を拡げる．咳を止める．水分の循環を改善し，関節の腫れを抑える．	5.0
桂皮（けいひ）	体を温め，発汗させる．	4.0
杏仁（きょうにん）	咳を止める．	5.0
甘草（かんぞう）	消化を整える．	1.5

【効果・効能】

風邪のひきはじめで，自然の発汗がなく，悪寒，発熱，頭痛があり，身体のふしぶしが痛く，関節痛，腰痛，あるいは咳嗽や喘鳴のあるものの次の諸

症：感冒，鼻風邪，インフルエンザ（初期のもの），関節リウマチ，気管支喘息，乳児の鼻閉塞，哺乳困難.

(28) 越婢加朮湯（えっぴかじゅつとう）

【含有生薬】

生薬	処方のなかで期待される主な作用	配合量
麻黄（まおう）	水分の循環を改善し，関節の腫れを抑える.	6.0
石膏（せっこう）	熱を冷まし，体液の産生を促す.	8.0
蒼朮（そうじゅつ）	関節などの水分の循環を改善させる.	4.0
大棗（たいそう）	消化を整える.	3.0
生姜（しょうきょう）	消化を整える.	1.0
甘草（かんぞう）	熱を冷まし，痛みを止める．消化を整える.	2.0

【効果・効能】

浮腫または水疱がはなはだしく，汗が出て咽喉が乾き，尿量減少のあるものまたは頻尿のもの，あるいは分泌物の多いものの次の諸症：**腎炎**，ネフローゼ，脚気，関節リウマチ，夜尿症，湿疹，脚気.

(29) 麦門冬湯（ばくもんどうとう）

【含有生薬】

生薬	処方のなかで期待される主な作用	配合量
麦門冬（ばくもんどう）	熱を冷まし，肺を潤して咳を止め，体液の産生を促す.	10.0
人参（にんじん）	新陳代謝を改善させる．免疫機能を賦活し，体液の産生を促す.	2.0
半夏（はんげ）	痰や咳を鎮め，嘔気を抑える.	5.0
粳米（こうべい）	唾液などの体液を増やし，口渇を抑える.	5.0
大棗（たいそう）	消化を整える.	3.0
甘草（かんぞう）	熱を冷まし，痛みを止める．消化を整える.	2.0

【効果・効能】

こみ上げてくるような強い咳をして顔が赤くなるもの，通常喀痰は少量でねばくて切れにくく，喀出困難であり，ときには喀痰に血滴のあるもの，あるいはのぼせて咽喉が乾き，咽喉に異物感があるものの次の諸症：**気管支炎，気管支喘息，胸部疾患の咳嗽．**

(30) 真武湯（しんぶとう）

【含有生薬】

生薬	処方のなかで期待される主な作用	配合量
茯苓（ぶくりょう）	水分の循環を改善し，消化を整える．	4.0
白朮＊（びゃくじゅつ）	水分の循環を改善し，消化を整える．	3.0
芍薬（しゃくやく）	血行を改善し，筋肉の張りを抑えて痛みを止める．	3.0
生姜（しょうきょう）	腹部を温め，消化を整える．	1.5
附子（ぶし）	体を温め，痛みを止める．	0.5

＊ツムラは蒼朮を使っている．
＊＊附子は熱処理・減毒されたブシ末を使用．

【効果・効能】

新陳代謝機能の衰退により，四肢や腰部が冷え，疲労倦怠感が著しく，尿量減少して，下痢しやすく，動悸やめまいを伴うものの次の諸症：**胃腸疾患，胃アトニー症，胃下垂症，胃腸虚弱症，慢性腸炎，慢性胃腸カタル，慢性下痢，慢性腎炎，ネフローゼ，腹膜炎，脳溢血，脊髄疾患による運動ならびに知覚麻痺，半身不随，低血圧症，高血圧症，心臓弁膜症，心不全による心悸亢進，リウマチ，老人性瘙痒症，神経衰弱，風邪．**

(31) 呉茱萸湯（ごしゅゆとう）

【含有生薬】

生薬	処方のなかで期待される主な作用	配合量
呉茱萸（ごしゅゆ）	腹を温め，嘔気を抑え，痛みを止める．	3.0
人参（にんじん）	新陳代謝を改善し，痛みを止める．	2.0
大棗（たいそう）	消化を整える．	4.0
生姜（しょうきょう）	腹部を温める．嘔気を止める．	1.5

【効果・効能】

手足の冷えやすい中等度以下の体力のもので，胃部圧重感があり，悪心または嘔吐するものの次の諸症：**習慣性片頭痛，習慣性頭痛，片頭痛，発作性頭痛，嘔吐，吃逆，脚気衝心．**

(32) 人参湯（にんじんとう）

【含有生薬】

生薬	処方のなかで期待される主な作用	配合量
乾姜（かんきょう）	腹を温める．嘔気を抑える．	3.0
人参（にんじん）	新陳代謝を改善させる．体力を増進し，消化を補う．	3.0
白朮（びゃくじゅつ）*	水分の循環を改善し，消化を整える．	3.0
甘草（かんぞう）	消化を整える．	3.0

*ツムラは蒼朮を使っている．

【効果・効能】

体質虚弱で，貧血，手足などが冷えやすく，胃部圧重感あるいは胃痛があり，尿量が多く軟便または下痢の傾向があるもの，あるいはときに頭重や嘔吐を伴うものの次の諸症：**胃腸虚弱，胃炎，胃痛，急性・慢性胃腸カタル，胃アトニー症，胃拡張，悪阻（つわり），下痢，嘔吐，小児の食欲不振，貧血症，萎縮腎，虚弱児の自家中毒．**

(33) 大黄牡丹皮湯（だいおうぼたんぴとう）

【含有生薬】

生薬	処方のなかで期待される主な作用	配合量
大黄（だいおう）	便通を改善し，血行を改善する．	2.0
桃仁（とうにん）	血行を改善し，イライラを抑え，腸を潤し便通を改善する．	4.0
牡丹皮（ぼたんぴ）	熱を取り，血行を改善する．	4.0
冬瓜子（とうがし）	炎症を抑えて膿を出す．	6.0
芒硝*（ぼうしょう）	便通を改善する．	1.8

*コタローでは無水硫酸ナトリウムを使用．

【効果・効能】

比較的体力があり，盲腸部に圧痛や宿便があり，大便は硬く，皮膚は紫赤色あるいは暗赤色を呈し，うっ血または出血の傾向があるものの次の諸症：**月経不順，月経不順による諸種の障害，月経困難，更年期障害，動脈硬化，常習便秘，痔疾，湿疹，じん麻疹，にきび，腫物，膀胱カタル．**

(34) 白虎加人参湯（びゃっこかにんじんとう）

【含有生薬】

生薬	処方のなかで期待される主な作用	配合量
石膏（せっこう）	熱を冷まし，体液の産生を促す．	15.0
知母（ちも）	熱を冷まし，体液の産生を促す．	5.0
人参（にんじん）	新陳代謝を改善させる．体力を増進し，体液の産生を促させる．	1.5
粳米（こうべい）	唾液などの体液を増やし，口渇を抑える．	8.0
甘草（かんぞう）	消化を整える．	2.0

【効果・効能】

むやみに咽喉が乾いて水をほしがるもの，あるいは熱感の激しいもの，ほてりのあるものの次の諸症：**糖尿病の初期，暑気当たり，熱性疾患時．**

(35) 四逆散（しぎゃくさん）

【含有生薬】

生薬	処方のなかで期待される主な作用	配合量
柴胡（さいこ）	炎症を抑え，ストレスを解除する．	5.0
芍薬（しゃくやく）	血行を改善し，筋肉の張りを抑えて痛みを止める．	4.0
枳実（きじつ）	痰を鎮め，イライラを抑える．	2.0
甘草（かんぞう）	筋肉の張りを抑えて痛みを止める．消化を整える．	1.5

【効果・効能】

比較的体力のあるもので，大柴胡湯証と小柴胡湯証との中間証を表わすものの次の諸症：胃炎，胃酸過多，胃潰瘍，胆嚢炎，胆石症，鼻カタル，気管支炎，神経質，ヒステリー．

(36) 木防已湯（もくぼういとう）

【含有生薬】

生薬	処方のなかで期待される主な作用	配合量
人参（にんじん）	胃の痞えを取る．	3.0
石膏（せっこう）	熱を冷まし，体液の産生を促す．	10.0
防已（ぼうい）	水分の循環を改善し，腫れを抑える．排尿させる．	4.0
桂皮（けいひ）	体を温め，血行を改善し，動悸を抑える．	3.0

【効果・効能】

顔色がさえず，咳を伴う呼吸困難があり，みぞおちが痞えて喘鳴を伴う呼吸困難があり，あるいは浮腫があって尿量減少し，口内または咽喉が乾くものの，心臓あるいは腎臓に基づく疾患の次の諸症：**心内膜炎，心臓性喘息，心臓弁膜症，慢性腎炎，ネフローゼ，浮腫．**

(37) 半夏白朮天麻湯（はんげびゃくじゅつてんまとう）

【含有生薬】

生薬	処方のなかで期待される主な作用	配合量
半夏（はんげ）	痰や咳を鎮め，嘔気を抑える．	3.0
天麻（てんま）	頭痛やめまいを抑える．	2.0
白朮（びゃくじゅつ）	水分の循環を改善し，消化を整える．	3.0
蒼朮（そうじゅつ）*	関節などの水分の循環を改善し，消化を整える．	(3.0)
茯苓（ぶくりょう）	水分の循環を改善させる．	3.0
沢瀉（たくしゃ）	水分の循環を改善し，尿を出す．	1.5
陳皮（ちんぴ）	消化を整え，痰や咳を鎮める．	3.0
黄耆（おうぎ）	新陳代謝を改善し，浮腫を改善する．	1.5
人参（にんじん）	新陳代謝を改善させる．体力を増進し，消化を補い，体液の産生を促す．	1.5
黄柏（おうばく）	熱を冷まし，炎症を抑える．	1.0
乾姜（かんきょう）	腹を温め，嘔気を止める．	1.0
生姜（しょうきょう）	腹部を温め，嘔気を止める．	0.5
麦芽（ばくが）	消化を整える．	2.0
神麹（しんきく）*	消化を助ける．	(2.0)

*コタローのみに含まれる．

【効果・効能】

　胃腸虚弱で冷え症，アトニー体質で疲労しやすく，頭痛，頭重，めまい，肩こりなどがあり，ときには悪心，嘔吐などを伴うものの次の諸症：**胃アトニー症，胃腸虚弱者，低血圧症に伴う頭痛，めまい．**

(38) 当帰四逆加呉茱萸生姜湯（とうきしぎゃくかごしゅゆしょうきょうとう）

【含有生薬】

生薬	処方のなかで期待される主な作用	配合量
当帰	血流を増やし，血行を改善し，痛みを止める．	3.0
桂皮	体を温め，血行を改善し，痛みを止める．	3.0
芍薬	血行を改善し，筋肉の張りを抑えて痛みを止める．	3.0
木通	水分の循環を改善し，腫れを抑える．	3.0
呉茱萸	腹を温め，痛みを止める．	2.0
細辛	体を温め，痛みを取る．	2.0
大棗	消化を整える．	5.0
生姜	腹部を温める．嘔気を止める．	1.0
甘草	筋肉の張りを抑えて痛みを止める．消化を整える．	2.0

【効果・効能】

貧血，冷え症で手足の冷えを感じ，頭痛，胃部圧重感，下腹部痛，腰痛があって凍傷にかかりやすいものの次の諸症：**凍傷，慢性頭痛，坐骨神経痛，腰痛，婦人下腹痛．**

(39) 苓桂朮甘湯（りょうけいじゅつかんとう）

【含有生薬】

生薬	処方のなかで期待される主な作用	配合量
茯苓	水分の循環を改善し，めまいを抑える．精神を安定させる．	6.0
桂皮	体を温めて発汗させる．動悸を抑える．	4.0
白朮*	水分の循環を改善し，めまいを抑える．	3.0
甘草	消化を整える．	2.0

*ツムラは蒼朮を使っている．

【効果・効能】

立ちくらみやめまい，ふらつきがあり，あるいは動悸がひどく，のぼせて

頭痛がし，顔面やや紅潮したり，あるいは貧血し，排尿回数多く，尿量減少して口唇部が乾くものの次の諸症：**神経性心悸亢進，神経症，めまい，息切れ，頭痛，耳鳴，不眠症，血圧異常，充血，心臓衰弱，腎臓病．**

(40) 猪苓湯（ちょれいとう）
【含有生薬】

生薬	処方のなかで期待される主な作用	配合量
沢瀉（たくしゃ）	水分の循環を改善し，排尿させる．	3.0
猪苓（ちょれい）	水分の循環を改善し，排尿させる．	3.0
茯苓（ぶくりょう）	水分の循環を改善し，消化を整える．	3.0
阿膠（あきょう）	血流を増やし，止血する．	3.0
滑石（かっせき）	水分の循環を改善し，尿道や膀胱の炎症を抑える．	3.0

【効果・効能】

咽喉が乾き，排尿痛あるいは尿量減少，排尿困難，残尿感があり，尿の色は赤いか，または血液の混じるもの，あるいは腰や下肢に浮腫があるものの次の諸症：**腎炎，ネフローゼ，膀胱カタル，尿道炎，淋炎，排尿痛，血尿，腎臓・膀胱結石による排尿困難，腰以下の浮腫，残尿感，下痢．**

(41) 補中益気湯（ほちゅうえっきとう）
【含有生薬】

生薬	処方のなかで期待される主な作用	配合量
黄耆（おうぎ）	新陳代謝を改善し，汗を止め，浮腫を改善する．	4.0
人参（にんじん）	新陳代謝を改善させる．免疫機能を賦活し，体力を増進し，消化を補い，体液の産生を促す．	4.0
柴胡（さいこ）	炎症を抑え，ストレスを解除する．気を引き上げる．	2.0
升麻（しょうま）	気を引き上げる．炎症を抑える．	1.0
白朮*（びゃくじゅつ）	水分の循環を改善し，消化を整える．	4.0
当帰（とうき）	血流を増やし，血行を改善する．	3.0

生薬	処方のなかで期待される主な作用	配合量
陳皮（ちんぴ）	消化を整え，痰や咳を鎮める．	2.0
大棗（たいそう）	消化を整える．	2.0
生姜（しょうきょう）	腹部を温め，嘔気を止める．	0.5
甘草（かんぞう）	熱を冷まし，痛みを止める．消化を整える．	1.5

*ツムラは蒼朮を使っている．

【効果・効能】

消化機能が衰え胃腸機能が減退し，元気がなく，疲労倦怠感が著しい虚弱体質，四肢倦怠感あるいは頭痛，悪寒，盗汗，弛緩性出血などを伴うものの次の諸症：**結核性疾患および病後の体力増強，疲労倦怠，病後の衰弱，虚弱体質，胃弱，胃下垂，食欲不振，寝汗，多汗症，夏やせ，貧血症，低血圧，腺病質，痔疾，脱肛，子宮下垂，陰萎，半身不随，感冒．**

(43) 六君子湯（りっくんしとう）

【含有生薬】

生薬	処方のなかで期待される主な作用	配合量
人参（にんじん）	新陳代謝を改善させる．体力を増進し，消化を補い，体液の産生を促す．	4.0
茯苓（ぶくりょう）	水分の循環を改善し，消化を整える．	4.0
白朮*（びゃくじゅつ）	水分の循環を改善し，消化を整える．	4.0
半夏（はんげ）	痰や咳を鎮め，嘔気を抑える．	4.0
陳皮（ちんぴ）	消化を整え，痰や咳を鎮める．	2.0
大棗（たいそう）	消化を整える．	2.0
生姜（しょうきょう）	腹部を温め，嘔気を止める．	0.5
甘草（かんぞう）	筋を弛緩させ痛みを止める．炎症を抑える．消化を整える．	1.0

*ツムラは蒼朮を使っている．

【効果・効能】

胃腸の弱いもので，食欲がなく，みぞおちが痞え，軟便気味で疲れやすく，

貧血性で手足が冷えやすいものの次の諸症: 胃炎, 胃痛, 胃アトニー, 胃拡張症, 胃神経症, 胃下垂, 食欲不振, 虚弱児の食欲不振, 嘔吐, 消化不良, つわり.

(45) 桂枝湯 (けいしとう)

【含有生薬】

生薬	処方のなかで期待される主な作用	配合量
桂皮(けいひ)	体を温め, 痛みを止め, 発汗させる.	4.0
芍薬(しゃくやく)	血行を改善し, 筋肉の張りを抑えて痛みを止める. 発汗しすぎを抑える.	4.0
生姜(しょうきょう)	腹部を温め, 発汗させる. 嘔気を止める.	1.5
甘草(かんぞう)	熱を冷まし, 痛みを止める. 消化を整える.	2.0
大棗(たいそう)	消化を整える.	4.0

【効果・効能】

自然発汗があって, 微熱, 悪寒するものの次の諸症: **体力が衰えたときの風邪の初期, 感冒, 頭痛, 神経痛, 関節・筋肉リウマチ, 神経衰弱.**

(46) 七物降下湯 (しちもつこうかとう)

【含有生薬】

生薬	処方のなかで期待される主な作用	配合量
当帰(とうき)	血流を増やし, 血行を改善する.	4.0
芍薬(しゃくやく)	血流を増やし, 筋肉の張りを抑えて痛みを止める.	4.0
地黄(じおう)	熱を冷まし, 血行を改善する. 血流を増やす.	3.0
川芎(せんきゅう)	血行を改善し, 痛みを止める.	3.0
黄耆(おうぎ)	新陳代謝を改善させる. 脳の血行を改善する.	3.0
釣藤鈎(ちょうとうこう)	頭痛, 耳鳴り, めまいなどを抑える.	3.0
黄柏(おうばく)	熱を冷ます.	2.0

【効果・効能】

身体虚弱の傾向のあるものの次の諸症：高血圧に伴う随伴症状（のぼせ，肩こり，耳鳴り，頭重）．

(47) 釣藤散（ちょうとうさん）

【含有生薬】

生薬	処方のなかで期待される主な作用	配合量
麦門冬（ばくもんどう）	熱を冷ます．	3.0
防風（ぼうふう）	頭部の痛みを抑える．	2.0
半夏（はんげ）	めまいや嘔気を抑える．精神を安定させる．	3.0
陳皮（ちんぴ）	めまいや嘔気を抑える．	3.0
茯苓（ぶくりょう）	水分の循環を改善し，めまいや嘔気を抑える．	3.0
人参（にんじん）	精神を安定させる．体液産生を促す．	2.0
釣藤鈎（ちょうとうこう）	頭痛，耳鳴り，めまいなどを抑える．	3.0
菊花（きくか）	頭痛や眼の疲れを抑える．	2.0
石膏（せっこう）	熱を冷ます．	5.0
生姜（しょうきょう）	腹部を温める．嘔気を止める．	1.0
甘草（かんぞう）	熱を冷まし，痛みを止める．消化を整える．	1.0

【効果・効能】

慢性に続く頭痛で中年以降，または高血圧の傾向のあるもの．

(48) 十全大補湯（じゅうぜんたいほとう）

【含有生薬】

生薬	処方のなかで期待される主な作用	配合量
当帰（とうき）	血行を改善する．血流を増やす．	3.0
芍薬（しゃくやく）	血行を改善する．血流を増やす．	3.0
地黄（じおう）	血行を改善する．血流を増やす．	3.0
川芎（せんきゅう）	血行を改善する．血流を増やす．	3.0

生薬	処方のなかで期待される主な作用	配合量
人参	新陳代謝を改善させる．免疫機能を賦活し，体力を増進する．	3.0
茯苓	水分の循環を改善し，消化を整える．	3.0
白朮*	水分の循環を改善し，消化を整える．	3.0
黄耆	新陳代謝を改善し，汗を止める．	3.0
桂皮	体を温め，血行を改善する．	3.0
甘草	消化を整える．	1.5

*ツムラは蒼朮を使っている．

【効果・効能】

皮膚および粘膜が蒼白で，つやがなく，やせて貧血し，食欲不振や衰弱がはなはだしいもの．消耗性疾患，疲労倦怠，病後の体力低下あるいは手術による衰弱，産後衰弱，全身衰弱時の次の諸症：**低血圧症，貧血症，神経衰弱，疲労倦怠，胃腸虚弱，胃下垂，食欲不振，寝汗，手足の冷え．**

(50) 荊芥連翹湯（けいがいれんぎょうとう）

【含有生薬】

生薬	処方のなかで期待される主な作用	配合量
黄連	熱を冷まし，炎症を抑える．	1.5
黄芩	熱を冷まし，炎症を抑える．	1.5
山梔子	熱を冷まし，炎症を抑える．	1.5
黄柏	熱を冷まし，炎症を抑える．	1.5
当帰	血流を増やし，血行を改善し，痛みを止める．	1.5
芍薬	血流を増やし，血行を改善し，痛みを止める．	1.5
川芎	血行を改善し，痛みを止める．	1.5
地黄	血行を改善する．血流を増やす．	1.5
荊芥	皮膚の炎症を抑え，痒みを抑える．	1.5
防風	湿疹を治し，痒みや痛みを抑える．	1.5
柴胡	炎症を抑える．	1.5
枳実	痰を鎮める．	1.5

生薬	処方のなかで期待される主な作用	配合量
桔梗（ききょう）	痰を鎮め，咳を止める．排膿し腫れを抑える．	1.5
白芷（びゃくし）	温めて痛みを止め，排膿を促す．	1.5
連翹（れんぎょう）	熱を冷まし，炎症を抑えて腫れを抑える．	1.5
薄荷（はっか）	熱を冷ます．	1.5
甘草（かんぞう）	熱を冷まし，痛みを止める．消化を整える．	1.0

【効果・効能】

蓄膿症，慢性鼻炎，慢性扁桃炎，にきび．

(51) 潤腸湯（じゅんちょうとう）

【含有生薬】

生薬	処方のなかで期待される主な作用	配合量
当帰（とうき）	血流を増やし，血行を改善する．	3.0
地黄（じおう）	熱を冷まし，血流を増やし，血行を改善する．	6.0
大黄（だいおう）	便通を改善する．	2.0
厚朴（こうぼく）	便通を改善し，胃もたれ，嘔気などを抑える．	2.0
枳実（きじつ）	便通を改善し，胃もたれ，嘔気などを抑える．	2.0
黄芩（おうごん）	熱を冷ます．	2.0
桃仁（とうにん）	血行を改善し，腸を潤し便通を改善する．	2.0
麻子仁（ましにん）	腸を潤し便通を改善する．	2.0
杏仁（きょうにん）	腸を潤し便通を改善する．	2.0
甘草（かんぞう）	熱を冷まし，痛みを止める．消化を整える．	1.5

【効果・効能】

便秘．

(52) 薏苡仁湯（よくいにんとう）

【含有生薬】

生薬	処方のなかで期待される主な作用	配合量
薏苡仁（よくいにん）	関節などの水分の循環を改善し，腫れを抑える．	8.0
麻黄（まおう）	関節などの水分の循環を改善し，痛みを止める．	4.0
蒼朮（そうじゅつ）*	関節などの水分の循環を改善させる．	4.0
当帰（とうき）	血流を増やし，血行を改善し，痛みを止める．	4.0
芍薬（しゃくやく）	血行を改善し，筋肉の張りを抑えて痛みを止める．	3.0
桂皮（けいひ）	体を温め，痛みを止め，血行を改善する．	3.0
甘草（かんぞう）	熱を冷まし，痛みを止める．消化を整える．	2.0

*クラシエは白朮を使っている．

【効果・効能】

関節痛，筋肉痛．

(53) 疎経活血湯（そけいかっけつとう）

【含有生薬】

生薬	処方のなかで期待される主な作用	配合量
当帰（とうき）	血流を増やし，血行を改善し，痛みを止める．	2.0
芍薬（しゃくやく）	血行を改善し，筋肉の張りを抑えて痛みを止める．	2.5
地黄（じおう）	熱を冷まし，血行を改善する．血流を増やす．	2.0
川芎（せんきゅう）	血行を改善し，痛みを止める．	2.0
桃仁（とうにん）	血行を改善する．	2.0
牛膝（ごしつ）	血行を改善し，排尿し，下半身の筋力を強化する．	1.5
防已（ぼうい）	水分の循環を改善し，腫れを抑え，痛みを止める．	1.5
蒼朮（そうじゅつ）	関節などの水分の循環を改善し，消化を整える．	2.0
陳皮（ちんぴ）	水分の循環を改善し，消化を整える．	1.5
茯苓（ぶくりょう）	水分の循環を改善し，消化を整える．	2.0
防風（ぼうふう）	痒みや痛みを抑える．	1.5

生薬		配合量
羌活 (きょうかつ)	関節を温め，痛みを抑える．	1.5
白芷 (びゃくし)	温めて痛みを止め，排膿を促す．	1.0
威霊仙 (いれいせん)	水分の循環を改善し，痛みを止める．	1.5
竜胆 (りゅうたん)	熱を冷まし，炎症を抑える．	1.5
甘草 (かんぞう)	熱を冷まし，痛みを止める．消化を整える．	1.0
生姜 (しょうきょう)	温め，消化を整える．	0.5

【効果・効能】

関節痛，神経痛，腰痛，筋肉痛．

(54) 抑肝散（よくかんさん）

【含有生薬】

生薬	処方のなかで期待される主な作用	配合量
柴胡 (さいこ)	ストレスを解除する．	2.0
釣藤鈎 (ちょうとうこう)	頭痛，耳鳴り，めまいなどを抑える．	3.0
当帰 (とうき)	血流を増やし，血行を改善する．	3.0
川芎 (せんきゅう)	血行を改善する．	3.0
白朮* (びゃくじゅつ)	水分の循環を改善し，消化を整える．	4.0
茯苓 (ぶくりょう)	水分の循環を改善し，消化を整え，精神を安定させる．	4.0
甘草 (かんぞう)	熱を冷まし，痛みを止める．消化を整える．	1.5

*ツムラは蒼朮を使っている．

【効果・効能】

虚弱な体質で神経がたかぶるものの次の諸症：**神経症，不眠症，小児夜泣き，小児癇症．**

(55) 麻杏甘石湯 (まきょうかんせきとう)

【含有生薬】

生薬	処方のなかで期待される主な作用	配合量
麻黄（まおう）	気管支を拡げる．咳を止める．	4.0
杏仁（きょうにん）	咳を止める．	4.0
甘草（かんぞう）	炎症を抑える．熱を冷ます．消化を整える．	2.0
石膏（せっこう）	熱を冷まし，体液の産生を促す．	10.0

【効果・効能】

咳嗽激しく，発作時に頭部に発汗して喘鳴を伴い，咽喉が乾くものの次の諸症：気管支炎，気管支喘息．

(56) 五淋散 (ごりんさん)

【含有生薬】

生薬	処方のなかで期待される主な作用	配合量
黄芩（おうごん）	熱を冷まし，イライラや炎症を抑える．	3.0
滑石（かっせき）	水分の循環を改善し，尿道や膀胱の炎症を抑える．	3.0
甘草（かんぞう）	熱を冷まし，痛みを止める．	3.0
山梔子（さんしし）	熱を冷まし，イライラを抑える．	2.0
沢瀉（たくしゃ）	水分の循環を改善し，尿を出す．	3.0
車前子（しゃぜんし）	熱を冷まし，水分の循環を改善させる．	3.0
茯苓（ぶくりょう）	水分の循環を改善し，消化を整える．	6.0
木通（もくつう）	水分の循環を改善し，腫れを抑える．	3.0
地黄（じおう）	熱を冷まし，血行を改善する．血流を増やす．	3.0
当帰（とうき）	血流を増やし，血行を改善し，痛みを止める．	3.0
芍薬（しゃくやく）	血行を改善し，筋肉の張りを抑えて痛みを止める．	2.0

【効果・効能】

頻尿，排尿痛，残尿感．

(57) 温清飲（うんせいいん）

【含有生薬】

生薬	処方のなかで期待される主な作用	配合量
当帰（とうき）	血流を増やし，血行を改善し，痛みを止める．	3.0
芍薬（しゃくやく）	血行を改善し，筋肉の張りを抑えて痛みを止める．	3.0
地黄（じおう）	熱を冷まし，血行を改善する．血流を増やす．	3.0
川芎（せんきゅう）	血行を改善し，痛みを止める．	3.0
黄連（おうれん）	熱を冷まし，イライラや炎症を抑える．	1.5
黄芩（おうごん）	熱を冷まし，イライラや炎症を抑える．	1.5
黄柏（おうばく）	熱を冷まし，イライラや炎症を抑える．	1.5
山梔子（さんしし）	熱を冷まし，イライラを抑える．	1.5

【効果・効能】

皮膚の色つやが悪く，のぼせるものの次の諸症に用いる：月経不順，月経困難，血の道症，更年期障害，神経症．

(58) 清上防風湯（せいじょうぼうふうとう）

【含有生薬】

生薬	処方のなかで期待される主な作用	配合量
黄芩（おうごん）	熱を冷まし，イライラや炎症を抑える．	2.5
黄連（おうれん）	熱を冷まし，イライラや炎症を抑える．	1.0
連翹（れんぎょう）	熱を冷まし，炎症を抑えて腫れを抑える．	2.5
山梔子（さんしし）	熱を冷まし，イライラや炎症を抑える．	2.5
桔梗（ききょう）	排膿し腫れを抑える．	2.5
枳実（きじつ）	排膿し腫れを抑える．	1.0
甘草（かんぞう）	熱を冷まし，痛みを止める．	1.0
荊芥（けいがい）	皮膚の炎症を抑え，痒みを抑える．	1.0
浜防風（はまぼうふう）	皮膚の熱を冷ます．	2.5
薄荷（はっか）	熱を冷ます．	1.0

生薬		
白芷（びゃくし）	温めて痛みを止め，排膿を促す．	2.5
川芎（せんきゅう）	血行を改善し，痛みを止める．	2.5

【効果・効能】
にきび（痤瘡）．

（59）治頭瘡一方（ぢづそういっぽう）

【含有生薬】

生薬	処方のなかで期待される主な作用	配合量
防風（ぼうふう）	湿疹を治し，痒みや痛みを抑える．	2.0
荊芥（けいがい）	皮膚の炎症を抑え，痒みを抑える．	1.0
連翹（れんぎょう）	熱を冷まし，炎症を抑えて腫れを抑える．	3.0
蒼朮（そうじゅつ）	関節などの水分の循環を改善させる．	3.0
忍冬（にんどう）	熱を冷まし，痛みを緩和する．	2.0
紅花（こうか）	毒を便から排泄する．血行を改善する．	1.0
大黄（だいおう）	毒を便から排泄する．血行を改善する．	0.5
川芎（せんきゅう）	血行を改善し，痛みを止める．	3.0
甘草（かんぞう）	熱を冷まし，痛みを止める．消化を整える．	1.0

【効果・効能】
湿疹，くさ，乳幼児の湿疹．

(60) 桂枝加芍薬湯（けいしかしゃくやくとう）

【含有生薬】

生薬	処方のなかで期待される主な作用	配合量
桂皮（けいひ）	体を温め，痛みを止め，血行を改善する．	4.0
芍薬（しゃくやく）	血行を改善し，筋肉の張りを抑えて痛みを止める．	6.0
生姜（しょうきょう）	腹部を温め，嘔気を止める．	1.0
大棗（たいそう）	消化を整える．	4.0
甘草（かんぞう）	筋肉の張りを抑えて痛みを止める．消化を整える．	2.0

【効果・効能】

腹部膨満感，腹痛があって下痢または便秘するもの，あるいは嘔吐するものの次の諸症：腹痛，しぶり腹，腸炎，慢性虫垂炎，移動性盲腸，慢性腹膜炎．

(61) 桃核承気湯（とうかくじょうきとう）

【含有生薬】

生薬	処方のなかで期待される主な作用	配合量
大黄（だいおう）	便通を改善し，血行を改善する．	3.0
桃仁（とうにん）	血行を改善し，イライラを抑え，腸を潤し便通を改善する．	5.0
芒硝（ぼうしょう）	便通を改善する．	0.9
桂皮（けいひ）	体を温め，痛みを止め，血行を改善し，動悸を抑える．	4.0
甘草（かんぞう）	熱を冷まし，痛みを止める．消化を整える．	1.5

【効果・効能】

比較的体力があり，頭痛またはのぼせて便秘しがちで，左下腹部に圧痛や宿便を認め，下肢や腰が冷えて尿量減少するものの次の諸症：月経不順，月経不順による諸種の障害，月経困難症，月経時や産後の精神不安，更年期障害，腰痛，便秘，高血圧，高血圧の随伴症状（頭痛，めまい，肩こり），動脈硬化，痔核，にきび，しみ，湿疹，こしけ，坐骨神経痛．

(62) 防風通聖散（ぼうふうつうしょうさん）

【含有生薬】

生薬	処方のなかで期待される主な作用	配合量
当帰（とうき）	血行を改善し，痛みを止める．	1.2
芍薬（しゃくやく）	血行を改善し，筋肉の張りを抑えて痛みを止める．	1.2
川芎（せんきゅう）	血行を改善し，痛みを止める．	1.2
黄芩（おうごん）	熱を冷まし，イライラや炎症を抑える．	2.0
山梔子（さんしし）	熱を冷まし，イライラを抑える．	1.2
連翹（れんぎょう）	熱を冷まし，炎症を抑えて腫れを抑える．	1.2
薄荷（はっか）	熱を冷まし，ストレスを緩和する．	1.2
防風（ぼうふう）	湿疹を治し，痒みや痛みを抑える．	1.2
荊芥（けいがい）	皮膚の炎症を抑え，痒みを抑える．	1.2
桔梗（ききょう）	痰を鎮め咳を止める．排膿し腫れを抑える．	2.0
甘草（かんぞう）	熱を冷まし，痛みを止める．消化を整える．	2.0
石膏（せっこう）	熱を冷まし，体液の産生を促す．	2.0
滑石（かっせき）	尿道や膀胱の炎症を抑える．	3.0
大黄（だいおう）	便通を改善し，血行を改善する．	1.5
芒硝（ぼうしょう）	便通を改善する．	0.7
麻黄（まおう）	代謝を上げる．気管支を拡げる．	1.2
白朮（びゃくじゅつ）	水分の循環を改善し，消化を整える．	2.0
生姜（しょうきょう）	腹部を温める．嘔気を止める．	0.3

【効果・効能】

脂肪太りの体質で腹部に皮下脂肪が多く，便秘し，尿量減少するものの次の諸症：便秘，胃酸過多症，腎臓病，心臓衰弱，動脈硬化，高血圧，高血圧の随伴症状（動悸，肩こり，のぼせ），脳溢血，これらに伴う肩こり，肥満症，むくみ．

(63) 五積散（ごしゃくさん）

【含有生薬】

生薬	処方のなかで期待される主な作用	配合量
当帰（とうき）	血行を改善し，痛みを止める．	2.0
芍薬（しゃくやく）	血行を改善し，筋肉の張りを抑えて痛みを止める．	1.0
川芎（せんきゅう）	血行を改善し，痛みを止める．	1.0
麻黄（まおう）	気管を拡げる．咳を止める．	1.0
白芷（びゃくし）	温めて痛みを止め，排膿を促す．	1.0
甘草（かんぞう）	熱を冷まし，痛みを止める．消化を整える．	1.0
半夏（はんげ）	痰や咳を鎮め，嘔気を抑える．	2.0
厚朴（こうぼく）	胃もたれ，嘔気，咳などを抑える．	1.0
茯苓（ぶくりょう）	水分の循環を改善し，消化を整える．	2.0
桂皮（けいひ）	体を温め，痛みを止め，血行を改善する．	1.0
蒼朮（そうじゅつ）	関節などの水分の循環を改善し，消化を整える．	3.0
白朮（びゃくじゅつ）*	水分の循環を改善し，消化を整える．	(2.0)
桔梗（ききょう）	痰を鎮め咳を止める．排膿し腫れを抑える．	1.0
枳実（きじつ）	痰を鎮め，イライラを抑える．	1.0
陳皮（ちんぴ）	消化を整え，痰や咳を鎮める．	2.0
大棗（たいそう）	消化を整える．	1.0
生姜（しょうきょう）	腹部を温め，発汗させる．嘔気を止める．	1.0
乾姜（かんきょう）*	腹や肺を温め，痰を鎮める．	(1.0)

*コタローのみに含まれる．

【効果・効能】

冷え症，易労性で胃腸の弱い体質の，慢性に経過し，症状の激しくない次の諸症：胃炎，胃アトニー，胃下垂，胃腸炎，腰痛，神経痛，坐骨神経痛，関節痛，リウマチ，月経痛，頭痛，冷え症，更年期障害，婦人科系機能障害，脚気，感冒．

(64) 炙甘草湯（しゃかんぞうとう）

【含有生薬】

生薬	処方のなかで期待される主な作用	配合量
炙甘草（しゃかんぞう）	体力を補い，消化を整える．	3.0
地黄（じおう）	熱を冷まし，血行を改善する．	6.0
阿膠（あきょう）	血流を増やし，止血する．	2.0
人参（にんじん）	体力を増進し，精神を安定させる．	3.0
麦門冬（ばくもんどう）	熱を冷まし，肺を潤して咳を止め，体液の産生を促す．	6.0
桂皮（けいひ）	体を温め，痛みを止め，血行を改善し，動悸を抑える．	3.0
麻子仁（ましにん）	腸を潤し，便通を改善する．	3.0
大棗（たいそう）	消化を整え，精神を安定させる．	3.0
生姜（しょうきょう）	腹部を温め，消化を改善する．	1.0

【効果・効能】

体力が衰えて，疲れやすく，顔色悪く貧血し，不整脈があって動悸，息切れが激しく，便秘がちのもの，あるいは熱感があるものの次の諸症：**心臓神経症，心臓弁膜症，血痰を伴った咳嗽，バセドウ病の呼吸困難**．

(65) 帰脾湯（きひとう）

【含有生薬】

生薬	処方のなかで期待される主な作用	配合量
竜眼肉（りゅうがんにく）	精神を安定させ，不安・不眠を改善する．	3.0
酸棗仁（さんそうにん）	精神を安定させ，不眠を治す．	3.0
遠志（おんじ）	精神を安定させる．	2.0
大棗（たいそう）	消化を整える．	2.0
当帰（とうき）	血流を増やし，血行を改善する．	2.0
黄耆（おうぎ）	新陳代謝を改善する．	3.0
人参（にんじん）	新陳代謝を改善させる．体力を増進し，精神を安定させる．	3.0

生薬		配合量
茯苓	水分の循環を改善し，消化を整える．	3.0
白朮	水分の循環を改善し，消化を整える．	3.0
生姜	腹部を温め，消化を整える．	1.0
甘草	熱を冷まし，痛みを止める．消化を整える．	1.0
木香	消化を整え，下痢を止める．	1.0

【効果・効能】

虚弱体質で血色の悪い人の次の諸症：**貧血，不眠症．**

(66) 参蘇飲（じんそいん）

【含有生薬】

生薬	処方のなかで期待される主な作用	配合量
人参	新陳代謝を改善させる．体力を増進させる．	1.5
茯苓	水分の循環を改善し，消化を整える．	3.0
蘇葉	皮膚を温め，軽く発汗させ，胃腸の機能を改善する．	1.0
葛根	発汗・解熱させる．	2.0
前胡	痰を鎮め，咳を止め，喉の痛みを抑える．	2.0
枳実	痰を鎮める．	1.0
桔梗	痰を鎮め，咳を止める．	2.0
半夏	痰や咳を鎮め，嘔気を抑える．	3.0
陳皮	消化を整え，痰や咳を鎮める．	2.0
生姜	腹部を温め，嘔気を止める．	0.5
大棗	消化を整える．	1.5
甘草	消化を整える．	1.0

【効果・効能】

感冒，咳．

（67）女神散（にょしんさん）

【含有生薬】

生薬	処方のなかで期待される主な作用	配合量
香附子（こうぶし）	うつ気分を改善し，痛みを止める．	3.0
檳榔子（びんろうじ）	排便を促す．水分の循環を改善させる．	2.0
黄芩（おうごん）	熱を冷まし，イライラや炎症を抑える．	2.0
黄連（おうれん）	熱を冷まし，イライラや炎症を抑える．	1.0
人参（にんじん）	新陳代謝を改善させる．体力を増進し，精神を安定させる．	2.0
白朮*（びゃくじゅつ）	水分の循環を改善し，消化を整える．	3.0
丁字（ちょうじ）	腹を温め，痛みを止める．	1.0
桂皮（けいひ）	体を温め，痛みを止め，血行を改善し，動悸を抑える．	2.0
木香（もっこう）	消化を整え，腹痛を止め，下痢を止める．	1.0
甘草（かんぞう）	消化を整える．	1.0
当帰（とうき）	血流を増やし，血行を改善し，痛みを止める．	3.0
川芎（せんきゅう）	血行を改善し，痛みを止める．	3.0

*ツムラは蒼朮を使っている．

【効果・効能】

のぼせとめまいのあるものの次の諸症：**産前産後の神経症，月経不順，血の道症．**

(68) 芍薬甘草湯（しゃくやくかんぞうとう）

【含有生薬】

生薬	処方のなかで期待される主な作用	配合量
芍薬	血行を改善し，血流を増やし，筋肉の張りを抑えて痛みを止める．	6.0
甘草	筋肉の張りを抑えて痛みを止める．	6.0

【効果・効能】

急激に起こる筋肉のけいれんを伴う疼痛．腹直筋が緊張し，胃痛または腹痛があるものの次の諸症：**胆石症あるいは腎臓・膀胱結石のけいれん痛，四肢・筋肉・関節痛，薬物服用後の副作用の腹痛，胃けいれん，急迫性の胃痛．**

(69) 茯苓飲（ぶくりょういん）

【含有生薬】

生薬	処方のなかで期待される主な作用	配合量
人参	胃の痞えを取る．	3.0
茯苓	水分の循環を改善し，消化を整える．	5.0
白朮*	水分の循環を改善し，消化を整える．	4.0
陳皮	消化を整え，痰を鎮める．	3.0
枳実	痰を鎮める．	1.5
生姜	腹部を温め，嘔気を止める．	1.0

*ツムラは蒼朮を使っている．

【効果・効能】

胃部が痞えて膨満感があり，胃液の分泌が過多で悪心，胸やけや嘔吐があり，溜飲や食欲不振があって尿量が減少するものの次の諸症：**胃炎，胃下垂，胃アトニー，胃神経症，胃拡張，溜飲症，消化不良．**

(70) 香蘇散（こうそさん）

【含有生薬】

生薬	処方のなかで期待される主な作用	配合量
香附子（こうぶし）	うつ気分を改善し，痛みを止める．	4.0
陳皮（ちんぴ）	消化を整え，痰や咳を鎮める．	2.0
蘇葉（そよう）	皮膚を温め，発汗させる．胃腸の機能を改善し，じん麻疹を抑える．	2.0
生姜（しょうきょう）	腹部を温め，発汗させる．嘔気を止める．	1.0
甘草（かんぞう）	消化を整える．	1.5

【効果・効能】

胃腸虚弱で神経質で，頭痛がして，気分がすぐれず食欲不振を訴えるものの次の諸症：あるいは頭重，めまい，耳鳴を伴うもの．**感冒，頭痛，じん麻疹，神経衰弱，婦人更年期神経症，神経性月経困難症．**

(71) 四物湯（しもつとう）

【含有生薬】

生薬	処方のなかで期待される主な作用	配合量
当帰（とうき）	血流を増やし，血行を改善する．	3.0
芍薬（しゃくやく）	血行を改善し，血流を増やし，筋肉の張りを抑えて痛みを止める．	3.0
地黄（じおう）	血流を増やす．血行を改善する．	3.0
川芎（せんきゅう）	血行を改善し，痛みを止める．	3.0

【効果・効能】

冷え症で腹部が軟弱でやや膨満し，皮膚が枯燥し，色つやの悪い体質で胃腸障害のない貧血，便秘の傾向がある人の次の諸症：**貧血症，産後あるいは流産後の疲労回復，産前産後の諸種の障害，月経不順，月経痛，過多月経，冷え症，しもやけ，しみ，血の道症，高血圧症，更年期障害．**

(72) 甘麦大棗湯（かんばくたいそうとう）

【含有生薬】

生薬	処方のなかで期待される主な作用	配合量
小麦（しょうばく）	精神を安定させる．	20.0
大棗（たいそう）	精神を安定させる．	6.0
甘草（かんぞう）	筋肉の張りを抑えて痛みを止める．	5.0

【効果・効能】

小児の夜泣き，ひきつけ，および婦人の神経症，不眠症．

(73) 柴陥湯（さいかんとう）

【含有生薬】

生薬	処方のなかで期待される主な作用	配合量
柴胡（さいこ）	炎症を抑える．	5.0
黄芩（おうごん）	熱を冷まし，炎症を抑える．	3.0
黄連（おうれん）	熱を冷まし，炎症を抑える．	1.5
半夏（はんげ）	痰や咳を鎮め，嘔気を抑える．	5.0
栝楼仁（かろにん）	熱を冷まし，痰を鎮める．	3.0
人参（にんじん）	新陳代謝を改善させる．免疫機能を賦活し，体液の産生を促す．	2.0
大棗（たいそう）	消化を整える．	3.0
生姜（しょうきょう）	腹部を温め，発汗させる．嘔気を止める．	1.0
甘草（かんぞう）	熱を冷まし，痛みを止める．消化を整える．	1.5

【効果・効能】

胸痛や背痛，あるいは胸水があって，胸元もしくは胃部が痞え，尿量減少するもの，あるいは咳嗽して，粘稠な喀痰を排泄するものの次の諸症：気管支炎，気管支喘息，咳による胸痛，肋膜炎の胸痛．

(74) 調胃承気湯（ちょういじょうきとう）

【含有生薬】

生薬	処方のなかで期待される主な作用	配合量
大黄（だいおう）	便通を改善する．	2.0
芒硝（ぼうしょう）	便通を改善する．	0.5
甘草（かんぞう）	他の薬による副作用を抑える．消化を整える．	1.0

【効果・効能】

便秘．

(75) 四君子湯（しくんしとう）

【含有生薬】

生薬	処方のなかで期待される主な作用	配合量
人参（にんじん）	新陳代謝を改善させる．免疫機能を賦活し，体力を増進し，消化を補う．	4.0
茯苓（ぶくりょう）	水分の循環を改善し，消化を整える．	4.0
白朮（びゃくじゅつ）*	水分の循環を改善し，消化を整える．	4.0
大棗（たいそう）	消化を整える．	1.0
生姜（しょうきょう）	腹部を温め，嘔気を止める．	1.0
甘草（かんぞう）	消化を整える．	1.0

*ツムラは蒼朮を使っている．

【効果・効能】

やせて顔色が悪くて，食欲がなく，疲れやすいものの次の諸症：**胃腸虚弱，慢性胃炎，胃のもたれ，嘔吐，下痢．**

(76) 竜胆瀉肝湯＊（りゅうたんしゃかんとう）

【含有生薬】

生薬	処方のなかで期待される主な作用	配合量
当帰	血流を増やし，血行を改善し，痛みを止める．	5.0
芍薬＊	血行を改善し，血流を増やし，筋肉の張りを抑えて痛みを止める．	(1.5)
地黄	熱を冷まし，血行を改善する．血流を増やす．	5.0
川芎＊	血行を改善し，痛みを止める．	(1.5)
黄芩	熱を冷まし，イライラや炎症を抑える．	3.0
黄連＊	熱を冷まし，イライラや炎症を抑える．	(1.5)
黄柏＊	熱を冷まし，炎症を抑える．	(1.5)
山梔子	熱を冷まし，イライラを抑える．	1.0
竜胆	主に下半身の熱を冷ます．	1.0
車前子	主に下半身の熱を冷まし，水分の循環を改善する．	3.0
甘草	熱を冷まし，痛みを止める．消化を整える．	1.0
沢瀉	水分の循環を改善し，尿を出す．	3.0
連翹＊	熱を冷まし，炎症を抑えて腫れを抑える．	(1.5)
浜防風＊	熱を冷まし，痰を鎮め，口渇を抑える．	(1.5)
薄荷＊	熱を冷ます．	(1.5)
木通	水分の循環を改善し，腫れを抑える．	5.0

＊コタローのみに含まれるが，他の生薬の分量も大幅に異なるので，注意．

【効果・効能】

比較的体力があり，下腹部筋肉が緊張する傾向があるものの次の諸症：尿道炎，膀胱カタル，排尿痛，残尿感，尿の濁り，膣炎，陰部湿疹，こしけ，陰部痒痛，子宮内膜炎．

(77) 芎帰膠艾湯（きゅうききょうがいとう）

【含有生薬】

生薬	処方のなかで期待される主な作用	配合量
当帰（とうき）	血流を増やし，血行を改善し，痛みを止める．	4.0
芍薬（しゃくやく）	血行を改善し，血流を増やし，筋肉の張りを抑えて痛みを止める．	4.0
地黄（じおう）	熱を冷まし，血行を改善する．血流を増やす．	5.0
川芎（せんきゅう）	血行を改善し，痛みを止める．	3.0
艾葉（がいよう）	温めて痛みを止め，止血する．	3.0
阿膠（あきょう）	血流を増やし，止血する．	3.0
甘草（かんぞう）	熱を冷まし，痛みを止める．消化を整える．	3.0

【効果・効能】

冷え症で，出血過多により，貧血するものの次の諸症：**痔出血，外傷後の内出血，産後出血，貧血症．**

(78) 麻杏薏甘湯（まきょうよくかんとう）

【含有生薬】

生薬	処方のなかで期待される主な作用	配合量
麻黄（まおう）	水分の循環を改善し，関節の腫れを抑える．	4.0
杏仁（きょうにん）	水分の循環を改善し，関節の腫れを抑える．	3.0
甘草（かんぞう）	熱を冷まし，痛みを止める．消化を整える．	2.0
薏苡仁（よくいにん）	膿を出し，腫れを抑える．疣を抑制する．	10.0

【効果・効能】

関節痛，関節・筋肉リウマチ，神経痛，筋肉痛，イボ．

(79) 平胃散（へいいさん）

【含有生薬】

生薬	処方のなかで期待される主な作用	配合量
蒼朮（そうじゅつ）	水分の循環を改善し，消化を整える．	4.0
厚朴（こうぼく）	胃もたれ，嘔気，イライラ感などを抑える．	3.0
陳皮（ちんぴ）	消化を整える．	3.0
大棗（たいそう）	消化を整える．	2.0
生姜（しょうきょう）	腹部を温め，嘔気を止める．	0.5
甘草（かんぞう）	消化を整える．	1.0

【効果・効能】

胃がもたれて，あるいは食後腹鳴があり，消化不良の傾向のあるものの次の諸症：急・慢性胃カタル，胃アトニー，胃拡張，消化不良，食欲不振，口内炎．

(80) 柴胡清肝湯（さいこせいかんとう）

【含有生薬】

生薬	処方のなかで期待される主な作用	配合量
黄連（おうれん）	熱を冷まし，イライラや炎症を抑える．	1.5
黄芩（おうごん）	熱を冷まし，イライラや炎症を抑える．	1.5
山梔子（さんしし）	熱を冷まし，イライラを抑える．	1.5
黄柏（おうばく）	熱を冷まし，炎症を抑える．	1.5
柴胡（さいこ）	炎症を抑え，ストレスを解除する．	2.0
栝楼根（かろこん）	熱を冷まし，痰を鎮める．	1.5
連翹（れんぎょう）	熱を冷まし，炎症を抑えて腫れを抑える．	1.5
桔梗（ききょう）	痰を鎮め，咳を止める．排膿し腫れを抑える．	1.5
牛蒡子（ごぼうし）	肺の熱を冷まし，喉の痛みや咳・痰を止める．	1.5
薄荷（はっか）	熱を冷まし，ストレスを緩和する．	1.5
甘草（かんぞう）	熱を冷まし，痛みを止める．消化を整える．	1.5

生薬	処方のなかで期待される主な作用	配合量
当帰 とうき	血流を増やし，血行を改善し，痛みを止める．	1.5
芍薬 しゃくやく	血行を改善し，血流を増やし，筋肉の張りを抑えて痛みを止める．	1.5
地黄 じおう	熱を冷まし，血行を改善する．血流を増やす．	1.5
川芎 せんきゅう	血行を改善し，痛みを止める．	1.5

【効果・効能】

虚弱者，癇の強い傾向のある小児腺病体質者，およびこれに伴う次の諸症：慢性胃腸病，貧血，頸部リンパ腺炎，肺門リンパ腺炎，慢性扁桃腺炎，扁桃腺肥大，神経症，湿疹．

(81) 二陳湯（にちんとう）

【含有生薬】

生薬	処方のなかで期待される主な作用	配合量
茯苓 ぶくりょう	水分の循環を改善し，消化を整える．	5.0
半夏 はんげ	嘔気を抑える．	5.0
陳皮 ちんぴ	消化を整える．	4.0
生姜 しょうきょう	腹部を温め，嘔気を止める．	1.0
甘草 かんぞう	消化を整える．	1.0

【効果・効能】

悪心，嘔吐．

(82) 桂枝人参湯（けいしにんじんとう）

【含有生薬】

生薬	処方のなかで期待される主な作用	配合量
桂皮 けいひ	体を温め，痛みを止め，血行を改善し，動悸を抑える．	4.0
乾姜 かんきょう	腹を温める．	2.0
人参 にんじん	胃の痞えを取る．	3.0

| 白朮* | 水分の循環を改善し,消化を整える. | 3.0 |
| 甘草 | 筋肉の張りを抑えて痛みを止める.消化を整える. | 3.0 |

*ツムラは蒼朮を使っている.

【効果・効能】

胃腸の弱い人の次の諸症:**頭痛,動悸,慢性胃腸炎,胃アトニー.**

(83) 抑肝散加陳皮半夏(よくかんさんかちんぴはんげ)

【含有生薬】

生薬	処方のなかで期待される主な作用	配合量
柴胡	ストレスを解除する.	2.0
釣藤鈎	頭痛,耳鳴り,めまいなどを抑える.	3.0
当帰	血流を増やし,血行を改善する.	3.0
川芎	血行を改善する.	3.0
茯苓	水分の循環を改善し,消化を整える.	4.0
白朮*	水分の循環を改善し,消化を整える.	4.0
陳皮	水分の循環を改善し,消化を整える.	3.0
半夏	水分の循環を改善し,精神を安定させる.	5.0
甘草	消化を整える.	1.5

*ツムラは蒼朮を使っている.

【効果・効能】

虚弱な体質で神経がたかぶるものの次の諸症:**神経症,更年期神経症,不眠症,高血圧または動脈硬化による神経症状,小児夜啼症,小児疳症.**

(84) 大黄甘草湯 (だいおうかんぞうとう)

【含有生薬】

生薬	処方のなかで期待される主な作用	配合量
大黄	便通を改善する．	4.0
甘草	大黄による副作用を抑える．	2.0

【効果・効能】

便秘症．

(85) 神秘湯 (しんぴとう)

【含有生薬】

生薬	処方のなかで期待される主な作用	配合量
柴胡	炎症を抑える．	2.0
麻黄	気管支を拡げる．咳を止める．	5.0
厚朴	咳，嘔気などを抑える．	3.0
杏仁	気道を潤し，咳を止める．	4.0
蘇葉	胃腸の機能を改善し，アレルギーを抑える．	1.5
陳皮	消化を整え，痰や咳を鎮める．	2.5
甘草	熱を冷ます．消化を整える．	2.0

【効果・効能】

やや慢性的に経過し，咳嗽発作とともに，呼吸困難を訴えるもの．気管支炎，気管支喘息，小児喘息．

(86) 当帰飲子（とうきいんし）

【含有生薬】

生薬	処方のなかで期待される主な作用	配合量
当帰（とうき）	血流を増やし，皮膚のかさつきを改善する．	5.0
芍薬（しゃくやく）	血流を増やし，皮膚のかさつきを改善する．	3.0
地黄（じおう）	血行を改善し，熱を冷まし，皮膚のかさつきを改善する．	4.0
川芎（せんきゅう）	血行を改善し，皮膚のかさつきを改善する．	3.0
何首烏（かしゅう）	血行を改善し，痒みを止める．	2.0
防風（ぼうふう）	湿疹を治し，痒みを抑える．	3.0
荊芥（けいがい）	皮膚の炎症を抑え，痒みを抑える．	1.5
黄耆（おうぎ）	気を補い，汗を止め，浮腫を改善する．	1.5
蒺藜子（しつりし）	イライラを解消し，痒みを抑える．	3.0
甘草（かんぞう）	熱を冷まし，痛みを止める．消化を整える．	1.0

【効果・効能】

冷え症のものの次の諸症：慢性湿疹（分泌物の少ないもの），痒み．

(87) 六味丸（ろくみがん）

【含有生薬】

生薬	処方のなかで期待される主な作用	配合量
地黄（じおう）	熱を冷まし，血行を改善する．	5.0
茯苓（ぶくりょう）	水分の循環を改善し，消化を整える．	3.0
山茱萸（さんしゅゆ）	尿路からの出血を抑える．	3.0
牡丹皮（ぼたんぴ）	熱を冷まし，血行を改善する．	3.0
山薬（さんやく）	消化を助け，下痢を止める．	3.0
沢瀉（たくしゃ）	水分の循環を改善し，尿を出す．	3.0

【効果・効能】

疲れやすくて，尿量減少または多尿で，ときに口渇があるものの次の諸症：排尿困難，頻尿，むくみ，痒み．

(88) 二朮湯（にじゅつとう）

【含有生薬】

生薬	処方のなかで期待される主な作用	配合量
半夏（はんげ）	水分の循環を改善する．	4.0
蒼朮（そうじゅつ）	関節などの水分の循環を改善する．	3.0
白朮（びゃくじゅつ）	水分の循環を改善し，消化を整える．	2.5
天南星（てんなんしょう）	水分の循環を改善し，神経麻痺を改善する．	2.5
威霊仙（いれいせん）	水分の循環を改善し，痛みを止める．	2.5
羌活（きょうかつ）	関節を温め，痛みを抑える．	2.5
陳皮（ちんぴ）	水分の循環を改善し，消化を整える．	2.5
茯苓（ぶくりょう）	水分の循環を改善し，消化を整える．	2.5
香附子（こうぶし）	痛みを止める．	2.5
黄芩（おうごん）	熱を冷まし，炎症を抑える．	2.5
生姜（しょうきょう）	温める．消化を整える．	1.0
甘草（かんぞう）	消化を整える．	1.0

【効果・効能】

五十肩．

(89) 治打撲一方（ぢだぼくいっぽう）

【含有生薬】

生薬	処方のなかで期待される主な作用	配合量
川骨（せんこつ）	血行と水分の循環を改善し，内出血を治す．	3.0
樸樕（ぼくそく）	皮膚の排膿を促す．	3.0
大黄（だいおう）	血行を改善し，便通を改善する．	1.0
川芎（せんきゅう）	血行を改善し，痛みを止める．	3.0
丁字（ちょうじ）	温め，痛みを止める．	1.0
桂皮（けいひ）	温め，痛みを止める．血行を改善する．	3.0
甘草（かんぞう）	炎症を抑え，痛みを止める．消化を整える．	1.5

【効果・効能】

打撲による腫れおよび痛み．

(90) 清肺湯（せいはいとう）

【含有生薬】

生薬	処方のなかで期待される主な作用	配合量
当帰	血流を増やし，血行を改善し，痛みを止める．	3.0
麦門冬	熱を冷まし，肺を潤して咳を止め，体液の産生を促し，便通を改善する．	3.0
茯苓	水分の循環を改善し，消化を整える．	3.0
天門冬	肺を潤して痰を鎮め，腸を潤し便通を改善する．	2.0
黄芩	熱を冷まし，イライラや炎症を抑える．	2.0
桔梗	痰を鎮め咳を止める．排膿し腫れを抑える．	2.0
貝母	熱による痰を抑え，肺を潤して咳を止める．	2.0
陳皮	消化を整え，痰や咳を鎮める．	2.0
杏仁	咳を止め，腸を潤し便通を改善する．	2.0
山梔子	熱を冷まし，イライラを抑える．	2.0
桑白皮	痰や咳を抑え，気道の腫れを抑える．	2.0
竹茹	肺の熱を冷まし，痰や咳を鎮める．	2.0
大棗	消化を整える．	2.0
生姜	腹部を温め，痰を鎮める．嘔気を止める．	1.0
五味子	気道を潤し，咳を止める．	1.0
甘草	消化を整える．	1.0

【効果・効能】

痰の多く出る咳．

(91) 竹茹温胆湯（ちくじょうんたんとう）

【含有生薬】

生薬	処方のなかで期待される主な作用	配合量
柴胡（さいこ）	炎症を抑え，ストレスを解除する．	3.0
黄連（おうれん）	熱を冷まし，イライラや炎症を抑える．	1.0
半夏（はんげ）	痰や咳を鎮め，嘔気を抑える．精神を安定させる．	5.0
人参（にんじん）	新陳代謝を改善させる．	1.0
枳実（きじつ）	痰を鎮め，イライラを抑える．	2.0
香附子（こうぶし）	うつ気分を改善し，痛みを止める．	2.0
麦門冬（ばくもんどう）	熱を冷まし，肺を潤して咳を止める．	3.0
茯苓（ぶくりょう）	水分の循環を改善し，消化を整える．	3.0
桔梗（ききょう）	痰を鎮め咳を止める．排膿し腫れを抑える．	2.0
陳皮（ちんぴ）	消化を整え，痰や咳を鎮める．	2.0
竹茹（ちくじょ）	肺の熱を冷まし，痰や咳を鎮める．	3.0
生姜（しょうきょう）	腹部を温め，発汗させる．嘔気を止める．	1.0
甘草（かんぞう）	熱を冷まし，痛みを止める．消化を整える．	1.0

【効果・効能】

インフルエンザ，風邪，肺炎などの回復期に熱が長びいたり，また平熱になっても，気分がさっぱりせず，咳や痰が多くて安眠ができないもの．

（*具体的な病名は効能書には明記されていないが，上記の内容，すなわち**インフルエンザ，感冒，肺炎**で保険請求が可能と思われる）

(92) 滋陰至宝湯（じいんしほうとう）

【含有生薬】

生薬	処方のなかで期待される主な作用	配合量
柴胡（さいこ）	炎症を抑え，ストレスを解除する．	3.0
当帰（とうき）	血流を増やし，血行を改善し，痛みを止める．	3.0
芍薬（しゃくやく）	血流を増やして肺を潤す．	3.0

生薬	処方のなかで期待される主な作用	配合量
貝母	熱による痰を抑え，肺を潤して咳を止める．	2.0
地骨皮	肺や皮膚の熱を冷ます．	3.0
知母	熱を冷まし，体液の産生を促す．	3.0
薄荷	熱を冷まし，ストレスを緩和する．	1.0
香附子	うつ気分を改善し，痛みを止める．	3.0
麦門冬	熱を冷まし，肺を潤して咳を止める．	3.0
茯苓	水分の循環を改善し，消化を整える．	3.0
白朮	水分の循環を改善し，消化を整える．	3.0
陳皮	消化を整え，痰や咳を鎮める．	3.0
甘草	熱を冷まし，痛みを止める．消化を整える．	1.0

【効果・効能】

虚弱なものの慢性の咳・痰．

(93) 滋陰降火湯（じいんこうかとう）

【含有生薬】

生薬	処方のなかで期待される主な作用	配合量
地黄	熱を冷ます．血流を増やして肺を潤す．	2.5
当帰	血流を増やして肺を潤す．	2.5
芍薬	血流を増やして肺を潤す．	2.5
知母	熱を冷まし，肺を潤す．	1.5
白朮*	水分の循環を改善し，消化を整える．	3.0
麦門冬	熱を冷まし，肺を潤して咳を止める．	2.5
天門冬	肺を潤して痰を鎮める．	2.5
黄柏	熱を冷まし，炎症を抑える．	1.5
陳皮	消化を整え，痰や咳を鎮める．	2.5
甘草	熱を冷まし，痛みを止める．消化を整える．	1.5

*ツムラは蒼朮を使っている．

【効果・効能】

喉に潤いがなく痰が出なくて咳こむもの．

(95) 五虎湯（ごことう）

【含有生薬】

生薬	処方のなかで期待される主な作用	配合量
麻黄（まおう）	気管支を拡げる．咳を止める．	4.0
杏仁（きょうにん）	咳を止める．	4.0
甘草（かんぞう）	熱を冷まし，痛みを止める．消化を整える．	2.0
石膏（せっこう）	熱を冷まし，体液の産生を促す．	10.0
桑白皮（そうはくひ）	痰や咳を抑え，気道の腫れを抑える．	3.0

【効果・効能】

咳，気管支喘息．

(96) 柴朴湯（さいぼくとう）

【含有生薬】

生薬	処方のなかで期待される主な作用	配合量
柴胡（さいこ）	炎症を抑え，ストレスを解除する．	7.0
黄芩（おうごん）	熱を冷まし，イライラや炎症を抑える．	3.0
半夏（はんげ）	痰や咳を鎮め，吐き気を抑える．精神を安定させる．	5.0
人参（にんじん）	免疫機能を賦活し，体液の産生を促し，精神を安定させる．	3.0
大棗（たいそう）	消化を整え，精神を安定させる．	3.0
生姜（しょうきょう）	腹部を温め，嘔気を止める．	1.0
甘草（かんぞう）	熱を冷まし，痛みを止める．消化を整える．	2.0
厚朴（こうぼく）	胃もたれ，嘔気，咳，イライラ感などを抑える．	3.0
茯苓（ぶくりょう）	水分の循環を改善し，消化を整える．	5.0
蘇葉（そよう）	胃腸の機能を改善し，アレルギーを抑える．	2.0

【効果・効能】

気分がふさいで，咽喉，食道部に異物感があり，ときに動悸，めまい，嘔気などを伴う次の諸症：気管支喘息，小児喘息，気管支炎，咳，不安神経症．

(97) 大防風湯（だいぼうふうとう）

【含有生薬】

生薬	処方のなかで期待される主な作用	配合量
当帰	血流を増やし，血行を改善し，痛みを止める．	3.0
芍薬	血行を改善し，血流を増やし，筋肉の張りを抑えて痛みを止める．	3.0
地黄	熱を冷まし，血行を改善する．血流を増やす．	3.0
川芎	血行を改善し，痛みを止める．	2.0
人参	新陳代謝を改善させる．免疫機能を賦活させる．	1.5
蒼朮	関節などの水分の循環を改善し，消化を整える．	3.0
黄耆	新陳代謝を改善し，汗を止め，浮腫を改善する．	3.0
甘草	熱を冷まし，痛みを止める．消化を整える．	1.5
乾姜	体を温める．	1.0
大棗	消化を整える．	1.5
牛膝	血行を改善し，排尿し，下半身の筋力を強化する．	1.5
羌活	関節を温め，痛みを抑える．	1.5
杜仲	下半身や腰を温め，その機能を強化し，痛みを取る．	3.0
防風	水分の循環を改善し，痛みを抑える．	3.0
附子	体を温め，痛みを止める．	1.0

【効果・効能】

関節が腫れて痛み，麻痺，強直して屈伸しがたいものの次の諸症：**下肢の関節リウマチ，慢性関節炎，痛風．**

(98) 黄耆建中湯（おうぎけんちゅうとう）

【含有生薬】

生薬	処方のなかで期待される主な作用	配合量
黄耆	新陳代謝を改善し，汗を止める．	4.0
桂皮	体を温め，痛みを止め，血行を改善する．	4.0

生薬	処方のなかで期待される主な作用	配合量
芍薬	血行を改善し，血流を増やし，筋肉の張りを抑えて痛みを止める．	6.0
生姜	腹部を温め，消化を整える．	1.0
大棗	消化を整える．	4.0
甘草	消化を整える．	2.0
膠飴	消化を整え，腹痛を止める．	10.0

【効果・効能】

身体虚弱で疲労しやすいものの次の諸症：**虚弱体質，病後の衰弱，寝汗．**

(99) 小建中湯（しょうけんちゅうとう）

【含有生薬】

生薬	処方のなかで期待される主な作用	配合量
桂皮	体を温め，痛みを止め，血行を改善し，動悸を抑える．	4.0
芍薬	熱を冷まし，血行を改善し，痛みを止める．血流を増やし，筋肉の張りを抑えて痛みを止める．	6.0
生姜	腹部を温め，発汗させる．嘔気を止める．	1.0
大棗	消化を整える．	4.0
甘草	熱を冷まし，痛みを止める．消化を整える．	2.0
膠飴	消化を整え，腹痛を止める．	10.0

【効果・効能】

体質虚弱で疲労しやすく，血色がすぐれず，腹痛，動悸があり，手足のほてり，のぼせ，冷え，頻尿および多尿などのいずれかを伴う次の諸症：**小児虚弱体質，疲労倦怠，神経質，胃腸病，慢性胃腸炎，小児の下痢あるいは便秘，頻尿，小児夜啼症，小児夜尿症，腺病質，貧血症．**

(100) 大建中湯（だいけんちゅうとう）

【含有生薬】

生薬	処方のなかで期待される主な作用	配合量
乾姜（かんきょう）	腹を温め，消化機能を改善させる．	5.0
人参（にんじん）	新陳代謝を改善させる．胃の痞えを取る．消化を補う．	3.0
山椒（さんしょう）	腹を温め，腹痛を止める．	2.0
膠飴（こうい）	消化を整え，腹痛を止める．	10.0

【効果・効能】

腹壁・胃腸が弛緩し，腹が冷えて，嘔吐，腹部膨満感があり，腸の蠕動亢進とともに，腹痛のはなはだしいものの次の諸症：胃下垂，胃アトニー，弛緩性下痢，弛緩性便秘，慢性腹膜炎，腹痛．

(101) 升麻葛根湯（しょうまかっこんとう）

【含有生薬】

生薬	処方のなかで期待される主な作用	配合量
葛根（かっこん）	発汗・解熱させる．	5.0
升麻（しょうま）	炎症を抑える．	2.0
芍薬（しゃくやく）	血行を改善し，血流を増やし，筋肉の張りを抑えて痛みを止める．	3.0
甘草（かんぞう）	熱を冷まし，痛みを止める．消化を整える．	1.5
生姜（しょうきょう）	腹部を温め，発汗させる．嘔気を止める．	0.5

【効果・効能】

感冒の初期，皮膚炎．

(102) 当帰湯（とうきとう）

【含有生薬】

生薬	処方のなかで期待される主な作用	配合量
当帰（とうき）	血流を増やし，血行を改善し，痛みを止める．	5.0
乾姜（かんきょう）	腹や肺を温め，痰を鎮める．	1.5
人参（にんじん）	胃の痞えを取る．新陳代謝を改善させる．	3.0
山椒（さんしょう）	腹を温め，腹痛を止める．	1.5
芍薬（しゃくやく）	血行を改善し，血流を増やし，筋肉の張りを抑えて痛みを止める．	3.0
半夏（はんげ）	痰や咳を鎮め，嘔気を抑える．	5.0
厚朴（こうぼく）	胃もたれ，嘔気，咳などを抑える．	3.0
桂皮（けいひ）	体を温め，痛みを止め，血行を改善させる．	3.0
黄耆（おうぎ）	新陳代謝を改善し，浮腫を改善する．	1.5
甘草（かんぞう）	消化を整える．	1.0

【効果・効能】

背中に寒冷を覚え，腹部膨満感や腹痛のあるもの．

(103) 酸棗仁湯（さんそうにんとう）

【含有生薬】

生薬	処方のなかで期待される主な作用	配合量
酸棗仁（さんそうにん）	精神を安定させ，不眠を治す．	10.0
茯苓（ぶくりょう）	水分の循環を改善し，精神を安定させる．	5.0
知母（ちも）	熱を冷まし，精神を安定させる．	3.0
川芎（せんきゅう）	血行を改善し，精神を安定させる．	3.0
甘草（かんぞう）	消化を整える．	1.0

【効果・効能】

心身が疲れ弱って眠れないもの．

(104) 辛夷清肺湯 (しんいせいはいとう)

【含有生薬】

生薬	処方のなかで期待される主な作用	配合量
辛夷	呼吸機能を高め，鼻の通りを改善する．	2.0
石膏	熱を冷まし，肺を潤す．	5.0
知母	熱を冷まし，肺を潤す．	3.0
麦門冬	熱を冷まし，肺を潤して咳を止める．	5.0
百合	肺を潤し，咳を止める．	3.0
黄芩	熱を冷まし，炎症を抑える．	3.0
山梔子	熱を冷ます．	3.0
枇杷葉	痰を鎮め，咳を止める．	2.0
升麻	炎症を抑える．	1.0

【効果・効能】

鼻閉，慢性鼻炎，蓄膿症．

(105) 通導散 (つうどうさん)

【含有生薬】

生薬	処方のなかで期待される主な作用	配合量
大黄	血行を改善し，腫れを抑える．便通を改善する．	3.0
厚朴	便通を改善し，腫れを抑える．	2.0
枳実	便通を改善し，腫れを抑える．	3.0
芒硝	便通を改善する．	1.8
当帰	血流を増やし，血行を改善し，痛みを止める．	3.0
紅花	血行を改善し，痛みを止める．	2.0
蘇木	血行を改善し，腫れを抑え，痛みを止める．	2.0
甘草	炎症を抑え，痛みを止める．	2.0
木通	水分の循環を改善し，腫れを抑える．	2.0
陳皮	水分の循環を改善し，腫れを抑える．	2.0

【効果・効能】

比較的体力があり，下腹部に圧痛があって，便秘しがちなものの次の諸症：月経不順，月経痛，更年期障害，腰痛，便秘，打ち身，打撲，高血圧の随伴症状（頭痛，めまい，肩こり）．

（106）温経湯（うんけいとう）

【含有生薬】

生薬	処方のなかで期待される主な作用	配合量
当帰（とうき）	血流を増やし，血行を改善し，痛みを止める．	3.0
芍薬（しゃくやく）	血行を改善し，血流を増やし，筋肉の張りを抑えて痛みを止める．	2.0
川芎（せんきゅう）	血行を改善し，痛みを止める．	2.0
牡丹皮（ぼたんぴ）	熱を取り，血行を改善する．	2.0
桂皮（けいひ）	体を温め，痛みを止め，血行を改善し，動悸を抑える．	2.0
人参（にんじん）	新陳代謝を改善し，体液の産生を促し，精神を安定させる．	2.0
麦門冬（ばくもんどう）	熱を冷まし，体液の産生を促し，便通を改善する．	4.0
半夏（はんげ）	痰や咳を鎮め，嘔気を抑える．精神を安定させる．	4.0
阿膠（あきょう）	血流を増やし，止血する．	2.0
生姜（しょうきょう）	腹部を温め，嘔気を止める．	1.0
呉茱萸（ごしゅゆ）	腹を温め，痛みを止める．	1.0
甘草（かんぞう）	熱を冷まし，痛みを止める．消化を整える．	2.0

【効果・効能】

冷え症で手掌・足がほてり，口唇が乾燥しやすい次の諸症に用いる．更年期障害，月経不順，月経過多，月経痛，帯下，頭痛，腰痛，不眠，神経症，湿疹，指掌角皮症，足腰の冷え，しもやけ．

(107) 牛車腎気丸（ごしゃじんきがん）

【含有生薬】

生薬	処方のなかで期待される主な作用	配合量
地黄（じおう）	熱を冷まし，血行を改善する．血流を増やす．	5.0
茯苓（ぶくりょう）	水分の循環を改善し，消化を整える．	3.0
山茱萸（さんしゅゆ）	尿路からの出血を抑える．	3.0
牡丹皮（ぼたんぴ）	熱を冷まし，血行を改善する．	3.0
山薬（さんやく）	消化を助け，下痢を止める．	3.0
沢瀉（たくしゃ）	水分の循環を改善し，尿を出す．	3.0
桂皮（けいひ）	体を温め，痛みを止め，血行を改善する．	1.0
附子（ぶし）	体を温め，痛みを止める．	1.0
牛膝（ごしつ）	血行を改善し，排尿し，下半身の筋力を強化する．	3.0
車前子（しゃぜんし）	熱を冷まし，水分の循環を改善する．	3.0

【効果・効能】

疲れやすくて，四肢が冷えやすく，尿量減少または多尿で，ときに口渇がある次の諸症：下肢痛，腰痛，しびれ，老人のかすみ目，痒み，排尿困難，頻尿，むくみ．

(108) 人参養栄湯（にんじんようえいとう）

【含有生薬】

生薬	処方のなかで期待される主な作用	配合量
当帰（とうき）	血流を増やし，血行を改善し，痛みを止める．	4.0
芍薬（しゃくやく）	血行を改善し，血流を増やし，筋肉の張りを抑えて痛みを止める．	2.0
地黄（じおう）	熱を冷まし，血行を改善する．血流を増やす．	4.0
人参（にんじん）	体力を増進し，体液の産生を促し，精神を安定させる．	3.0
茯苓（ぶくりょう）	水分の循環を改善し，消化を整える．	4.0
白朮（びゃくじゅつ）	水分の循環を改善し，消化を整える．	4.0

生薬		配合量
桂皮（けいひ）	体を温め，痛みを止め，血行を改善する．	2.5
黄耆（おうぎ）	新陳代謝を改善し，汗を止める．	1.5
甘草（かんぞう）	消化を整える．	1.0
遠志（おんじ）	精神を安定させる．	2.0
陳皮（ちんぴ）	水分の循環を改善し，消化を整える．	2.0
五味子（ごみし）	下痢を止め，体液を産生促進する．	1.0

【効果・効能】

やせて血色悪く，微熱，悪寒，咳嗽がとれずに倦怠感が著しく，食欲不振で精神不安，不眠，盗汗などもあり，便秘気味のものの次の諸症：**病後または産後の体力増強，虚弱体質，疲労倦怠，食欲不振，寝汗，手足の冷え，貧血．**

(109) 小柴胡湯加桔梗石膏（しょうさいことうかききょうせっこう）

【含有生薬】

生薬	処方のなかで期待される主な作用	配合量
柴胡（さいこ）	炎症を抑える．	7.0
黄芩（おうごん）	熱を冷まし，炎症を抑える．	3.0
半夏（はんげ）	痰や咳を鎮め，嘔気を抑える．	5.0
人参（にんじん）	免疫機能を賦活し，体液の産生を促す．	3.0
大棗（たいそう）	消化を整える．	3.0
生姜（しょうきょう）	腹部を温め，嘔気を止める．	1.0
甘草（かんぞう）	熱を冷まし，痛みを止める．消化を整える．	2.0
桔梗（ききょう）	痰を鎮め咳を止める．排膿し腫れを抑える．	3.0
石膏（せっこう）	熱を冷まし，体液の産生を促す．	10.0

【効果・効能】

咽喉が腫れて痛む次の諸症：**扁桃炎，扁桃周囲炎．**

(110) 立効散（りっこうさん）

【含有生薬】

生薬	処方のなかで期待される主な作用	配合量
升麻（しょうま）	炎症を抑える．	2.0
防風（ぼうふう）	痛みを抑える．	2.0
竜胆（りゅうたん）	熱を冷まし，イライラを抑える．	1.0
甘草（かんぞう）	熱を冷まし，痛みを止める．消化を整える．	1.5
細辛（さいしん）	温め，痛みを取る．	2.0

【効果・効能】

抜歯後の疼痛，歯痛．

(111) 清心蓮子飲（せいしんれんしいん）

【含有生薬】

生薬	処方のなかで期待される主な作用	配合量
麦門冬（ばくもんどう）	熱を冷まし，肺を潤して咳を止め，体液の産生を促す．	4.0
黄芩（おうごん）	熱を冷まし，イライラや炎症を抑える．	3.0
地骨皮（じこっぴ）	肺や皮膚の熱を冷ます．	2.0
甘草（かんぞう）	熱を冷まし，痛みを止める．消化を整える．	1.5
車前子（しゃぜんし）	熱を冷まし，水分の循環を改善し，下痢を止める．	3.0
黄耆（おうぎ）	新陳代謝を改善し，汗を止め，浮腫を改善する．	2.0
人参（にんじん）	新陳代謝を改善させる．免疫機能を賦活し，体力を増進し，消化を補い，体液の産生を促す．	3.0
茯苓（ぶくりょう）	水分の循環を改善し，消化を整える．	4.0
蓮肉（れんにく）	消化を整え，下痢を止める．精神を安定させる．	4.0

【効果・効能】

全身倦怠感があり，口や舌が乾き，尿が出しぶるものの次の諸症：**残尿感，頻尿，排尿痛**．

(112) 猪苓湯合四物湯 (ちょれいとうごうしもつとう)

【含有生薬】

生薬	処方のなかで期待される主な作用	配合量
当帰（とうき）	血流を増やし，血行を改善し，痛みを止める．	3.0
芍薬（しゃくやく）	熱を冷まし，筋肉の張りを抑えて痛みを止める．	3.0
地黄（じおう）	熱を冷まし，血行を改善する．	3.0
川芎（せんきゅう）	血行を改善し，痛みを止める．	3.0
沢瀉（たくしゃ）	水分の循環を改善し，排尿させる．	3.0
猪苓（ちょれい）	水分の循環を改善し，排尿させる．	3.0
茯苓（ぶくりょう）	水分の循環を改善し，消化を整える．	3.0
阿膠（あきょう）	血流を増やし，止血する．	3.0
滑石（かっせき）	尿道や膀胱の炎症を抑える．	3.0

【効果・効能】

皮膚が枯燥し，色つやの悪い体質で，胃腸障害のないものの次の諸症：**排尿困難，排尿痛，残尿感，頻尿．**

(113) 三黄瀉心湯 (さんおうしゃしんとう)

【含有生薬】

生薬	処方のなかで期待される主な作用	配合量
大黄（だいおう）	便通を改善し，血行やイライラを改善する．	3.0
黄芩（おうごん）	熱を冷まし，イライラや炎症を抑える．	3.0
黄連（おうれん）	熱を冷まし，イライラや炎症を抑える．	3.0

【効果・効能】

比較的体力があり，のぼせ気味で，顔面紅潮し，精神不安で，胃部が痞えて便秘の傾向のあるもの，あるいは鮮紅色の充血，出血の傾向を伴うものの次の諸症：高血圧，高血圧の随伴症状（のぼせ，肩こり，耳鳴り，頭重，不眠，不安），動脈硬化，脳溢血，鼻出血，吐血，下血，痔出血，便秘，更年期障害，血の道症．

(114) 柴苓湯（さいれいとう）

【含有生薬】

生薬	処方のなかで期待される主な作用	配合量
柴胡（さいこ）	炎症を抑える．	7.0
黄芩（おうごん）	熱を冷まし，炎症を抑える．	3.0
半夏（はんげ）	水分の循環を改善し，嘔気を抑える．	5.0
人参（にんじん）	免疫機能を賦活し，体力を増進し，体液の産生を促す．	3.0
大棗（たいそう）	消化を整える．	3.0
生姜（しょうきょう）	腹部を温め，嘔気を止める．	1.0
甘草（かんぞう）	熱を冷まし，痛みを止める．消化を整える．	2.0
沢瀉（たくしゃ）	水分の循環を改善し，排尿させる．	5.0
猪苓（ちょれい）	水分の循環を改善し，排尿させる．	3.0
茯苓（ぶくりょう）	水分の循環を改善し，消化を整える．	3.0
白朮（びゃくじゅつ）*	水分の循環を改善し，消化を整える．	3.0
桂皮（けいひ）	体を温め，血行を改善する．	2.0

*ツムラは蒼朮を使っている．

【効果・効能】

嘔気，食欲不振，喉の渇き，排尿が少ないなどの次の諸症：**水瀉性下痢，急性胃腸炎，暑気当たり，むくみ．**

(115) 胃苓湯（いれいとう）

【含有生薬】

生薬	処方のなかで期待される主な作用	配合量
沢瀉（たくしゃ）	水分の循環を改善し，排尿させる．	2.5
猪苓（ちょれい）	水分の循環を改善し，排尿させる．	2.5
茯苓（ぶくりょう）	水分の循環を改善し，消化を整える．	2.5
厚朴（こうぼく）	胃もたれ，嘔気を抑える．	2.5
蒼朮（そうじゅつ）	水分の循環を改善し，消化を整える．	2.5

生薬		配合量
陳皮（ちんぴ）	水分の循環を改善し，消化を整える．	2.5
白朮（びゃくじゅつ）	水分の循環を改善し，消化を整える．	2.5
桂皮（けいひ）	体を温め，痛みを止め，血行を改善する．	2.0
大棗（たいそう）	消化を整える．	1.5
生姜（しょうきょう）	腹部を温め，嘔気を止める．	1.5
甘草（かんぞう）	消化を整える．	1.0

【効果・効能】

水瀉性の下痢，嘔吐があり，口渇，尿量減少を伴う次の諸症：**食当たり，暑気当たり，冷え腹，急性胃腸炎，腹痛．**

（116）茯苓飲合半夏厚朴湯（ぶくりょういんごうはんげこうぼくとう）

【含有生薬】

生薬	処方のなかで期待される主な作用	配合量
人参（にんじん）	胃の痞えを取る．新陳代謝を改善させ，精神を安定させる．	3.0
茯苓（ぶくりょう）	水分の循環を改善し，消化を整える．	5.0
白朮（びゃくじゅつ）*	水分の循環を改善し，消化を整える．	4.0
陳皮（ちんぴ）	消化を整え，痰や咳を鎮める．	3.0
枳実（きじつ）	痰を鎮め，イライラを抑える．	1.5
半夏（はんげ）	痰や咳を鎮め，嘔気を抑える．精神を安定させる．	6.0
厚朴（こうぼく）	胃もたれ，嘔気，咳，イライラ感などを抑える．	3.0
蘇葉（そよう）	胃腸を温め機能を改善し，アレルギーを抑える．	2.0
生姜（しょうきょう）	腹部を温め，嘔気を止める．	1.0

*ツムラは蒼朮を使っている．

【効果・効能】

気分がふさいで，咽喉・食道部に異物感があり，ときに動悸，めまい，嘔気，胸やけなどがあり，尿量の減少するものの次の諸症：**不安神経症，神経性胃炎，つわり，溜飲，胃炎．**

(117) 茵蔯五苓散（いんちんごれいさん）

【含有生薬】

生薬	処方のなかで期待される主な作用	配合量
茵蔯蒿	湿を取り除き，黄疸を治す．	4.0
沢瀉	水分の循環を改善し，排尿させる．	6.0
猪苓	水分の循環を改善し，排尿させる．	4.5
茯苓	水分の循環を改善し，消化を整える．	4.5
蒼朮	水分の循環を改善し，消化を整える．	4.5
桂皮	体を温め，水分の循環を改善する．	2.5

【効果・効能】

喉が渇いて，尿が少ないものの次の諸症：嘔吐，じん麻疹，二日酔のむかつき，むくみ．

(118) 苓姜朮甘湯（りょうきょうじゅつかんとう）

【含有生薬】

生薬	処方のなかで期待される主な作用	配合量
茯苓	水分の循環を改善し，消化を整える．	6.0
乾姜	腹を温める．	3.0
白朮	水分の循環を改善する．	3.0
甘草	消化を整える．	2.0

【効果・効能】

全身倦怠感，腰に冷えと痛み，重たい感じなどがあって，排尿回数，尿量が多い次の諸症：腰痛，腰の冷え，夜尿症，坐骨神経痛．

(119) 苓甘姜味辛夏仁湯（りょうかんきょうみしんげにんとう）

【含有生薬】

生薬	処方のなかで期待される主な作用	配合量
半夏（はんげ）	痰や咳を鎮め，嘔気を抑える．	4.0
五味子（ごみし）	咳を止め，体液を産生促進する．	3.0
乾姜（かんきょう）	肺を温め，痰を鎮める．	2.0
細辛（さいしん）	肺を温め，痰を除去する．	2.0
茯苓（ぶくりょう）	水分の循環を改善し，消化を整える．	4.0
杏仁（きょうにん）	咳を止める．	4.0
甘草（かんぞう）	消化を整える．	2.0

【効果・効能】

貧血，冷え症で喘鳴を伴う喀痰の多い咳嗽があるものの次の諸症：**気管支炎，気管支喘息，心臓衰弱，腎臓病．**

(120) 黄連湯（おうれんとう）

【含有生薬】

生薬	処方のなかで期待される主な作用	配合量
半夏（はんげ）	胃の痞えを取る．嘔気を抑える．	6.0
桂皮（けいひ）	胃を温め，血行を改善し，痛みを止める．	3.0
黄連（おうれん）	熱を冷まし，炎症を抑える．	3.0
人参（にんじん）	胃の痞えを取る．消化を整える．	3.0
大棗（たいそう）	消化を整える．	3.0
乾姜（かんきょう）	腹を温める．	3.0
甘草（かんぞう）	炎症を抑え，痛みを止める．消化を整える．	3.0

【効果・効能】

胃部に停滞感や圧重感があって，食欲減退，腹痛，悪心，嘔吐，口臭，舌苔などがあり，便秘または下痢するものの次の諸症：**急性胃炎，胃腸カタル，口内炎，消化不良，胃酸過多症，宿酔．**

(121) 三物黄芩湯（さんもつおうごんとう）

【含有生薬】

生薬	処方のなかで期待される主な作用	配合量
地黄	熱を冷まし，血行を改善する．	6.0
黄芩	熱を冷まし，炎症を抑える．	3.0
苦参	熱を冷まし，湿疹を抑え，痒みを取る．	3.0

【効果・効能】

手足のほてり．

(122) 排膿散及湯（はいのうさんきゅうとう）

【含有生薬】

生薬	処方のなかで期待される主な作用	配合量
桔梗	排膿し腫れを抑える．	4.0
枳実	排膿し腫れを抑える．	3.0
芍薬	血行を改善し，血流を増やし，筋肉の張りを抑えて痛みを止める．	3.0
生姜	腹部を温め，発汗させる．消化を整える．	1.0
大棗	消化を整える．	3.0
甘草	熱を冷まし，痛みを止める．炎症を抑える．	3.0

【効果・効能】

患部が発赤，腫脹して疼痛を伴った化膿症，瘍，癤，面疔，その他癤腫症．

(123) 当帰建中湯（とうきけんちゅうとう）

【含有生薬】

生薬	処方のなかで期待される主な作用	配合量
当帰	血流を増やし，血行を改善し，痛みを止める．	4.0
桂皮	体を温め，痛みを止め，血行を改善する．	4.0
芍薬	血行を改善し，血流を増やし，筋肉の張りを抑えて痛みを止める．	5.0
生姜	腹部を温め，嘔気を止める．	1.0
大棗	消化を整える．	4.0
甘草	筋肉の張りを抑えて痛みを止める．消化を整える．	2.0

【効果・効能】

疲労しやすく，血色のすぐれないものの次の諸症：月経痛，下腹部痛，痔，脱肛の痛み．

(124) 川芎茶調散（せんきゅうちゃちょうさん）

【含有生薬】

生薬	処方のなかで期待される主な作用	配合量
川芎	血行を改善し，痛みを止める．	3.0
茶葉	頭痛や眼の痛みを緩和する．	1.5
香附子	気分を改善し，痛みを止める．	4.0
羌活	温めて痛みを抑える．	2.0
白芷	温めて痛みを止める．	2.0
防風	痛みを抑える．	2.0
荊芥	炎症を抑える．	2.0
薄荷	熱を冷まし，ストレスを緩和する．	2.0
甘草	消化を整える．	1.5

【効果・効能】

風邪，血の道症，頭痛．

(125) 桂枝茯苓丸加薏苡仁（けいしぶくりょうがんかよくいにん）

【含有生薬】

生薬	処方のなかで期待される主な作用	配合量
桂皮（けいひ）	体を温め，痛みを止め，血行を改善し，動悸を抑える．	4.0
芍薬（しゃくやく）	血行を改善し，筋肉の張りを抑えて痛みを止める．	4.0
茯苓（ぶくりょう）	水分の循環を改善し，消化を整える．	4.0
桃仁（とうにん）	血行を改善し，イライラを抑える．	4.0
牡丹皮（ぼたんぴ）	熱を取り，血行を改善する．	4.0
薏苡仁（よくいにん）	膿を出し，腫れを抑える．	10.0

【効果・効能】

比較的体力があり，ときに下腹部痛，肩こり，頭重，めまい，のぼせて足冷えなどを訴えるものの次の諸症：月経不順，血の道症，にきび，しみ，手足のあれ．

(126) 麻子仁丸（ましにんがん）

【含有生薬】

生薬	処方のなかで期待される主な作用	配合量
大黄（だいおう）	便通を改善する．	4.0
厚朴（こうぼく）	便通を改善し，胃もたれ，嘔気などを抑える．	2.0
枳実（きじつ）	便通を改善し，胃もたれ，嘔気などを抑える．	2.0
芍薬（しゃくやく）	血行を改善し，血流を増やし，筋肉の張りを抑えて痛みを止める．	2.0
麻子仁（ましにん）	腸を潤し，便通を改善する．	5.0
杏仁（きょうにん）	腸を潤し，便通を改善する．	2.0

【効果・効能】

常習便秘，急性便秘，病後の便秘，便秘に伴う痔核，萎縮腎．

(127) 麻黄附子細辛湯（まおうぶしさいしんとう）

【含有生薬】

生薬	処方のなかで期待される主な作用	配合量
麻黄（まおう）	発汗させる．気管支を拡げる．咳を止める．	4.0
細辛（さいしん）	体を温め，痰を除去したり，痛みを止める．	3.0
附子（ぶし）*	体を温め，痛みを止める．	1.0

*附子は熱処理・減毒されたブシ末を使用．

【効果・効能】

悪寒，微熱，全身倦怠感，低血圧で頭痛，めまいがあり，無気力で，四肢に疼痛・冷感あるものの次の諸症：**感冒，気管支炎，咳嗽．**

(128) 啓脾湯（けいひとう）

【含有生薬】

生薬	処方のなかで期待される主な作用	配合量
人参（にんじん）	新陳代謝を改善させる．体力を増進させる．	3.0
茯苓（ぶくりょう）	水分の循環を改善し，消化を整える．	4.0
白朮（びゃくじゅつ）*	水分の循環を改善し，消化を整える．	4.0
陳皮（ちんぴ）	水分の循環を改善し，消化を整える．	2.0
沢瀉（たくしゃ）	水分の循環を改善し，排尿させる．下痢を止める．	2.0
山薬（さんやく）	消化を助け，下痢を止める．	3.0
蓮肉（れんにく）	消化を助け，下痢を止める．	3.0
山楂子（さんざし）	消化を助け，下痢を止める．	2.0
甘草（かんぞう）	消化を整える．	1.0

*ツムラは蒼朮を使っている．

【効果・効能】

やせて，顔色が悪く，食欲がなく，下痢の傾向があるものの次の諸症：**胃腸虚弱，慢性胃腸炎，消化不良，下痢．**

(133) 大承気湯（だいじょうきとう）

【含有生薬】

生薬	処方のなかで期待される主な作用	配合量
大黄	便通を改善し，血行を改善する．	2.0
芒硝	便通を改善する．	1.3
厚朴	便通を改善し，胃もたれ，嘔気などを抑える．	5.0
枳実	便通を改善し，胃もたれ，嘔気などを抑える．	3.0

【効果・効能】

腹部が硬く痞えて，あるいは肥満体質で便秘するもの．**常習便秘，急性便秘，高血圧，神経症，食当たり．**

(134) 桂枝加芍薬大黄湯（けいしかしゃくやくだいおうとう）

【含有生薬】

生薬	処方のなかで期待される主な作用	配合量
桂皮	体を温め，血行を改善して痛みを止める．	4.0
芍薬	筋肉の張りを抑えて痛みを止める．	6.0
生姜	腹部を温め，嘔気を止める．	1.0
大棗	消化を整える．	4.0
甘草	熱を冷まし，痛みを止める．消化を整える．	2.0
大黄	便通を改善する．	2.0

【効果・効能】

比較的体力のない人で，腹部膨満し，腸内の停滞感あるいは腹痛などを伴うものの次の諸症：①急性腸炎，大腸カタル，②常習便秘，宿便，しぶり腹．

(135) 茵蔯蒿湯（いんちんこうとう）

【含有生薬】

生薬	処方のなかで期待される主な作用	配合量
茵蔯蒿（いんちんこう）	黄疸を治す．	4.0
山梔子（さんしし）	熱を冷まし，イライラを抑える．排尿させる．	3.0
大黄（だいおう）	便通を改善する．	1.0

【効果・効能】

口渇があり，尿量減少，便秘がちで比較的体力のあるものの次の諸症：黄疸，肝硬変症，ネフローゼ，じん麻疹，口内炎．

(136) 清暑益気湯（せいしょえっきとう）

【含有生薬】

生薬	処方のなかで期待される主な作用	配合量
麦門冬（ばくもんどう）	熱を冷まし，体液の産生を促す．	3.5
黄柏（おうばく）	熱を冷まし，炎症を抑える．	1.0
人参（にんじん）	体力を増進し，体液の産生を促す．	3.5
黄耆（おうぎ）	新陳代謝を改善し，汗を止め，浮腫を改善する．	3.0
五味子（ごみし）	下痢を止め，体液を産生促進する．	1.0
当帰（とうき）	血流を増やし，血行を改善する．	3.0
蒼朮（そうじゅつ）	水分の循環を改善し，消化を整える．	3.5
陳皮（ちんぴ）	水分の循環を改善し，消化を整える．	3.0
甘草（かんぞう）	消化を整える．	1.0

【効果・効能】

暑気当たり，暑さによる食欲不振・下痢・全身倦怠，夏やせ．

(137) 加味帰脾湯（かみきひとう）

【含有生薬】

生薬	処方のなかで期待される主な作用	配合量
竜眼肉（りゅうがんにく）	精神安定，不安，不眠を改善する．	3.0
酸棗仁（さんそうにん）	精神を安定させ，不眠を治す．	3.0
遠志（おんじ）	精神を安定させる．	2.0
大棗（たいそう）	消化を整える．	2.0
当帰（とうき）	血流を増やし，血行を改善する．	2.0
黄耆（おうぎ）	新陳代謝を改善し，浮腫を改善する．	3.0
人参（にんじん）	体力を増進し，精神を安定させる．	3.0
茯苓（ぶくりょう）	水分の循環を改善し，消化を整える．	3.0
白朮*（びゃくじゅつ）	水分の循環を改善し，消化を整える．	3.0
生姜（しょうきょう）	腹部を温め，嘔気を止める．	1.0
甘草（かんぞう）	消化を整える．	1.0
木香（もっこう）	消化を整える．	1.0
柴胡（さいこ）	ストレスを解除する．	3.0
山梔子（さんしし）	熱を冷まし，イライラを抑える．	2.0

*ツムラは蒼朮を使っている．

【効果・効能】

虚弱体質で血色の悪い人の次の諸症：**貧血，不眠症，精神不安，神経症．**

(138) 桔梗湯（ききょうとう）

【含有生薬】

生薬	処方のなかで期待される主な作用	配合量
桔梗（ききょう）	痰を鎮め，咳を止める．排膿し腫れを抑える．	2.0
甘草（かんぞう）	炎症を抑え，痛みを止める．	3.0

【効果・効能】

咽喉が腫れて痛む次の諸症：**扁桃炎，扁桃周囲炎．**

コウジン末

【含有生薬】

生薬	処方のなかで期待される主な作用
人参（にんじん）	新陳代謝を改善させる．免疫機能を賦活し，体力を増進し，消化を補い，体液の産生を促し，精神を安定させる．

【効果・効能】

漢方処方の調剤に用いる．

ブシ末

【含有生薬】

生薬	処方のなかで期待される主な作用
附子（ぶし）*	体を温め，痛みを止める．

*附子は熱処理・減毒されたブシ末を使用．

【効果・効能】

漢方処方の調剤に用いる．新陳代謝機能の衰えたものに用いる（筆者注：0.5～1.5g）．**強心，鎮痛，利尿**．

(311) 九味檳榔湯（くみびんろうとう）

【含有生薬】

生薬	処方のなかで期待される主な作用	配合量
檳榔子（びんろうじ）	排便を促す．水分の循環を改善させる．	4.0
大黄（だいおう）	便通を改善し，血行を改善する．イライラ感を抑える．	1.0
厚朴（こうぼく）	胃もたれ，嘔気，イライラ感などを抑える．	3.0
生姜（しょうきょう）	腹部を温め，嘔気を止める．消化を整える．	1.0
桂皮（けいひ）	体を温め，痛みを止め，血行を改善し，動悸を抑える．	3.0
木香（もっこう）	消化を整え，腹痛を止める．	1.0
橘皮（きっぴ）	水分の循環を改善し，消化を整える．	3.0
呉茱萸（ごしゅゆ）	温め，嘔気を抑え，痛みを止める．	1.0
蘇葉（そよう）	胃腸の機能を改善し，アレルギーを抑える．	1.5
茯苓（ぶくりょう）	水分の循環を改善し，消化を整える．	3.0
甘草（かんぞう）	消化を整える．	1.0

【効果・効能】

心悸亢進，肩こり，倦怠感があって，便秘の傾向があるものの次の諸症：脚気，高血圧，動脈硬化，およびこれらに伴う頭痛．

(314) 梔子柏皮湯（ししはくひとう）

【含有生薬】

生薬	処方のなかで期待される主な作用	配合量
山梔子（さんしし）	熱を冷まし，イライラを抑える．	3.0
黄柏（おうばく）	熱を冷まし，炎症を抑える．	2.0
甘草（かんぞう）	消化を整える．	1.0

【効果・効能】

肝臓部に圧迫感があるものの次の諸症：黄疸，皮膚瘙痒症，宿酔．

(319) 大柴胡湯去大黄 (だいさいことうきょだいおう)

【含有生薬】

生薬	処方のなかで期待される主な作用	配合量
柴胡(さいこ)	炎症を抑え，ストレスを解除する．	6.0
芍薬(しゃくやく)	筋肉の張りを抑え，痛みを止める．	3.0
半夏(はんげ)	痰や咳を鎮め，嘔気を抑える．精神を安定させる．	4.0
大棗(たいそう)	消化を整え，精神を安定させる．	3.0
生姜(しょうきょう)	腹部を温め，嘔気を止める．	1.0
枳実(きじつ)	イライラを抑え，痰を鎮める．	2.0
黄芩(おうごん)	熱を冷まし，炎症やイライラを抑える．	3.0

【効果・効能】

みぞおちが硬く張って，胸や脇腹あるいは肝臓部などに痛みや圧迫感があるもの．耳鳴り，肩こり，疲労感，食欲減退などを伴うこともあり，便秘しないものの次の諸症：**高血圧，動脈硬化，胃腸病，気管支喘息，黄疸，胆石症，胆嚢炎，不眠症，神経衰弱，陰萎，肋膜炎，痔疾，半身不随．**

(320) 腸癰湯 (ちょうようとう)

【含有生薬】

生薬	処方のなかで期待される主な作用	配合量
薏苡仁(よくいにん)	膿を出し，腫れを抑える．	9.0
冬瓜子(とうがし)	炎症を抑え，膿を出す．	6.0
桃仁(とうにん)	血行を改善し，腸を潤し，便通を改善する．	5.0
牡丹皮(ぼたんぴ)	熱を取り，血行を改善する．	4.0

【効果・効能】

盲腸部に急性または慢性の痛みがあるもの，あるいは月経痛のあるもの．

(324) 桔梗石膏（ききょうせっこう）

【含有生薬】

生薬	処方のなかで期待される主な作用	配合量
桔梗	痰を鎮め，咳を止める．排膿し，腫れを抑える．	3.0
石膏	熱を冷まし，気道を潤す．	10.0

【効果・効能】

咳嗽あるいは化膿するもの．

ヨクイニンエキス散・錠

【含有生薬】

生薬	処方のなかで期待される主な作用
薏苡仁	免疫力を増強させ，疣を抑制する．

【効果・効能】

青年性扁平疣贅，尋常性疣贅．

(410) 附子理中湯（ぶしりちゅうとう）

【含有生薬】

生薬	処方のなかで期待される主な作用	配合量
乾姜	腹を温める．嘔気を抑える．	3.0
人参	新陳代謝を改善させる．体力を増進し，消化を補い，体液の産生を促させる．	3.0
白朮	水分の循環を改善し，消化を整える．	3.0
甘草	消化を整える．	3.0
附子	体を温め，痛みを止める．	1.0

【効果・効能】

胃腸虚弱で血色悪く，顔に生気なく，尿量多く，手足に冷感あり，下痢の

傾向あり，しばしば嘔気，目眩，頭重，胃痛を訴えるものの次の諸症：**慢性胃腸カタル，胃アトニー症**．

(180) 桂芍知母湯（けいしゃくちもとう）

【含有生薬】

生薬	処方のなかで期待される主な作用	配合量
桂皮（けいひ）	体を温め，血行を改善し，痛みを止める．	3.0
知母（ちも）	熱を冷まし，体液の産生を促す．	3.0
浜防風（はまぼうふう）	熱を冷ます．	3.0
麻黄（まおう）	水分の循環を改善し，痛みを止める．	3.0
芍薬（しゃくやく）	血行を改善し，血流を増やし，筋肉の張りを抑えて痛みを止める．	3.0
白朮（びゃくじゅつ）	水分の循環を改善し，消化を整える．	4.0
附子（ぶし）	体を温め，痛みを止める．	1.0
甘草（かんぞう）	筋肉の張りを抑えて痛みを止める．消化を整える．	1.5
生姜（しょうきょう）	体を温める．	1.0

【効果・効能】

関節痛み，身体やせ，脚部腫脹し，めまい，悪心あるものの次の諸症：**神経痛，関節リウマチ**．

(230) 芎帰調血飲（きゅうきちょうけついん）

【含有生薬】

生薬	処方のなかで期待される主な作用	配合量
当帰（とうき）	血流を増やし，血行を改善し，痛みを止める．	2.0
川芎（せんきゅう）	血行を改善し，痛みを止める．	2.0
牡丹皮（ぼたんぴ）	熱を取り，血行を改善する．	2.0
大棗（たいそう）	消化を整え，精神を安定させる．	1.5
地黄（じおう）	熱を冷まし，血行を改善する．血流を増やす．	2.0
生姜（しょうきょう）	腹部を温め，消化を整える．	1.0
白朮（びゃくじゅつ）	水分の循環を改善し，消化を整える．	2.0
甘草（かんぞう）	消化を整える．	1.0
茯苓（ぶくりょう）	水分の循環を改善し，消化を整える．	2.0
烏薬（うやく）	身体を温めて痛みを取る．	2.0
陳皮（ちんぴ）	水分の循環を改善し，消化を整える．	2.0
益母草（やくもそう）	血行を改善し，水分の循環を改善させる．	1.5
香附子（こうぶし）	うつ気分を改善し，痛みを止める．	2.0

【効果・効能】

産後の神経症，体力低下，月経不順．

(401) 甘草湯（かんぞうとう）

【含有生薬】

生薬	処方のなかで期待される主な作用	配合量
甘草（かんぞう）	熱を冷まし，炎症を抑える．筋肉の張りを抑えて痛みを止める．消化を整える．	8.0

【効果・効能】

激しい咳，咽喉痛の緩解．

（TY-026）桂枝加黄耆湯（けいしかおうぎとう）

【含有生薬】

生薬	処方のなかで期待される主な作用	配合量
桂枝（けいし）	体を温め，血行を改善する．	4.0
芍薬（しゃくやく）	汗の出すぎを抑える．	4.0
生姜（しょうきょう）*	消化を整える．	4.0
大棗（たいそう）	消化を整える．	4.0
黄耆（おうぎ）	新陳代謝を改善し，汗を止める．	2.0
甘草（かんぞう）	熱を冷まし，痛みを止める．消化を整える．	2.0

*生姜は生のショウガを用いている．

【効果・効能】

体力が衰えているものの寝汗，あせも．

（TY-027）桂枝加葛根湯（けいしかかっこんとう）

【含有生薬】

生薬	処方のなかで期待される主な作用	配合量
葛根（かっこん）	発汗・解熱させる．筋肉の緊張を緩める．	6.0
桂枝（けいし）	体を温め，痛みを止め，血行を改善する．	4.0
芍薬（しゃくやく）	血流を増やし，筋肉の張りを抑えて痛みを止める．汗の出すぎを抑える．	4.0
生姜（しょうきょう）*	腹部を温め，発汗させる．	4.0
大棗（たいそう）	消化を整える．	4.0
甘草（かんぞう）	熱を冷まし，痛みを止める．消化を整える．	2.0

*生姜は生のショウガを用いている．

【効果・効能】

身体虚弱なものの風邪の初期で，肩こりや頭痛のあるもの．

(TY-028) 桂枝加厚朴杏仁湯（けいしかこうぼくきょうにんとう）

【含有生薬】

生薬	処方のなかで期待される主な作用	配合量
桂枝	体を温め，痛みを止め，血行を改善する．	4.0
芍薬	汗の出すぎを抑える．	4.0
生姜*	腹部を温め，発汗させる．	4.0
大棗	消化を整える．	4.0
厚朴	胃もたれ，嘔気，咳などを抑える．	4.0
杏仁	気道を潤し，咳を止める．	4.0
甘草	熱を冷まし，痛みを止める．消化を整える．	2.0

*生姜は生のショウガを用いている．

【効果・効能】

身体虚弱なものの咳．

(TY-037) 桂麻各半湯（けいまかくはんとう）

【含有生薬】

生薬	処方のなかで期待される主な作用	配合量
桂枝	体を温め，痛みを止め，血行を改善する．	3.5
芍薬	汗の出すぎを抑える．筋肉の張りを抑える．	2.0
生姜*	腹部を温め，発汗させる．	2.0
大棗	消化を整える．	2.0
麻黄	発汗させる．気管支を拡げる．咳を止める．	2.0
杏仁	気道を潤し，咳を止める．	2.5
甘草	熱を冷まし，痛みを止める．消化を整える．	2.0

*生姜は生のショウガを用いている．

【効果・効能】

感冒，咳，痒み．

漢方薬一覧

あ	安中散	あんちゅうさん	117, 182
い	胃苓湯	いれいとう	247
	茵蔯蒿湯	いんちんこうとう	104, 174, 256
	茵蔯五苓散	いんちんごれいさん	174, 249
う	温経湯	うんけいとう	51, 165, 242
	温清飲	うんせいいん	173, 213
え	越婢加朮湯	えっぴかじゅつとう	92, 94, 153, 162, 197
お	黄耆建中湯	おうぎけんちゅうとう	58, 82, 138, 237
	黄連解毒湯	おうれんげどくとう	67, 74, 88, 89, 94, 100, 104, 132, 144, 173, 189
	黄連湯	おうれんとう	104, 117, 250
	乙字湯	おつじとう	129, 182
か	葛根湯	かっこんとう	42, 45, 48, 62, 70, 82, 84, 108, 151, 154, 157, 181
	葛根湯加川芎辛夷	かっこんとうかせんきゅうしんい	96, 98, 103, 106, 181
	加味帰脾湯	かみきひとう	59, 169, 257
	加味逍遙散	かみしょうようさん	56, 72, 74, 77, 109, 124, 138, 165, 169, 194
	甘草湯	かんぞうとう	263
	甘麦大棗湯	かんばくたいそうとう	76, 169, 223
き	桔梗石膏	ききょうせっこう	110, 261
	桔梗湯	ききょうとう	70, 110, 257
	帰脾湯	きひとう	218
	芎帰膠艾湯	きゅうききょうがいとう	100, 129, 168, 226

	芎帰調血飲 きゅうきちょうけついん	263
く	九味檳榔湯 くみびんろうとう	259
け	荊芥連翹湯 けいがいれんぎょうとう	98, 142, 208
	桂枝加黄耆湯 けいしかおうぎとう	53, 81, 264
	桂枝加葛根湯 けいしかかっこんとう	264
	桂枝加厚朴杏仁湯 けいしかこうぼくきょうにんとう	265
	桂枝加芍薬大黄湯 けいしかしゃくやくだいおうとう	123, 255
	桂枝加芍薬湯 けいしかしゃくやくとう	122, 124, 126, 128, 215
	桂枝加朮附湯 けいしかじゅつぶとう	153, 157, 190
	桂枝加竜骨牡蛎湯 けいしかりゅうこつぼれいとう	141, 196
	桂枝湯 けいしとう	42, 45, 206
	桂枝人参湯 けいしにんじんとう	83, 114, 228
	桂枝茯苓丸 けいしぶくりょうがん	34, 37, 49, 88, 91, 100, 116, 154, 165, 195
	桂枝茯苓丸加薏苡仁 けいしぶくりょうがんかよくいにん	142, 147, 253
	桂芍知母湯 けいしゃくちもとう	262
	啓脾湯 けいひとう	85, 128, 254
	桂麻各半湯 けいまかくはんとう	82, 265
こ	コウジン末 こうじんまつ	258
	香蘇散 こうそさん	72, 77, 96, 105, 222
	五虎湯 ごことう	236
	五積散 ごしゃくさん	159, 167, 217
	牛車腎気丸 ごしゃじんきがん	37, 90, 136, 148, 153, 161, 171, 243
	呉茱萸湯 ごしゅゆとう	83, 103, 199
	五淋散 ごりんさん	135, 212

	五苓散 ごれいさん	64, 69, 83, 87, 121, 135, 151, 174, 175, 190
さ	柴陥湯 さいかんとう	48, 116, 223
	柴胡加竜骨牡蛎湯 さいこかりゅうこつぼれいとう	74, 79, 84, 88, 141, 187
	柴胡桂枝乾姜湯 さいこけいしかんきょうとう	169, 187
	柴胡桂枝湯 さいこけいしとう	40, 70, 72, 109, 186
	柴胡清肝湯 さいこせいかんとう	227
	柴朴湯 さいぼくとう	104, 111, 113, 236
	柴苓湯 さいれいとう	151, 247
	三黄瀉心湯 さんおうしゃしんとう	49, 74, 88, 100, 129, 173, 246
	酸棗仁湯 さんそうにんとう	59, 62, 240
	三物黄芩湯 さんもつおうごんとう	107, 132, 175, 251
し	滋陰降火湯 じいんこうかとう	235
	滋陰至宝湯 じいんしほうとう	234
	四逆散 しぎゃくさん	40, 77, 117, 201
	四君子湯 しくんしとう	55, 63, 128, 224
	梔子柏皮湯 ししはくひとう	259
	七物降下湯 しちもつこうかとう	89, 206
	四物湯 しもつとう	91, 141, 143, 165, 168, 173, 222
	炙甘草湯 しゃかんぞうとう	114, 218
	芍薬甘草湯 しゃくやくかんぞうとう	160, 221
	十全大補湯 じゅうぜんたいほとう	34, 63, 81, 91, 162, 168, 176, 207
	十味敗毒湯 じゅうみはいどくとう	94, 96, 144, 183
	潤腸湯 じゅんちょうとう	127, 209

	小建中湯　しょうけんちゅうとう	54, 82, 126, 136, 138, 238
	小柴胡湯　しょうさいことう	45, 48, 71, 110, 185
	小柴胡湯加桔梗石膏　しょうさいことうかききょうせっこう	70, 110, 244
	小青竜湯　しょうせいりゅうとう	90, 94, 98, 191
	小半夏加茯苓湯　しょうはんげかぶくりょうとう	101, 192
	消風散　しょうふうさん	144, 193
	升麻葛根湯　しょうまかっこんとう	239
	辛夷清肺湯　しんいせいはいとう	98, 101, 106, 241
	参蘇飲　じんそいん	219
	神秘湯　しんぴとう	113, 230
	真武湯　しんぶとう	64, 67, 69, 85, 87, 126, 143, 148, 198
せ	清上防風湯　せいじょうぼうふうとう	142, 213
	清暑益気湯　せいしょえっきとう	175, 256
	清心蓮子飲　せいしんれんしいん	133, 135, 245
	清肺湯　せいはいとう	233
	川芎茶調散　せんきゅうちゃちょうさん	252
そ	疎経活血湯　そけいかっけつとう	157, 210
た	大黄甘草湯　だいおうかんぞうとう	127, 230
	大黄牡丹皮湯　だいおうぼたんぴとう	147, 200
	大建中湯　だいけんちゅうとう	123, 126, 239
	大柴胡湯　だいさいことう	56, 184
	大柴胡湯去大黄　だいさいことうきょだいおう	260
	大承気湯　だいじょうきとう	255
	大防風湯　だいぼうふうとう	155, 237
ち	竹筎温胆湯　ちくじょうんたんとう	234
	治打撲一方　ぢだぼくいっぽう	161, 232
	治頭瘡一方　ぢづそういっぽう	141, 214
	調胃承気湯　ちょういじょうきとう	119, 224

	釣藤散 ちょうとうさん	84, 85, 207
	腸癰湯 ちょうようとう	260
	猪苓湯 ちょれいとう	64, 164, 204
	猪苓湯合四物湯 ちょれいとうごうしもつとう	
		135, 246
つ	通導散 つうどうさん	127, 147, 167, 241
と	桃核承気湯 とうかくじょうきとう	49, 79,
		147, 164, 215
	当帰飲子 とうきいんし	51, 143, 144, 231
	当帰建中湯 とうきけんちゅうとう	167, 252
	当帰四逆加呉茱萸生姜湯	
	とうきしぎゃくかごしゅゆしょうきょうとう	
		34, 40, 83, 203
	当帰芍薬散 とうきしゃくやくさん	34, 79, 91,
		154, 164, 167, 171, 193
	当帰湯 とうきとう	122, 240
に	二朮湯 にじゅつとう	154, 232
	二陳湯 にちんとう	119, 228
	女神散 にょしんさん	138, 220
	人参湯 にんじんとう	40, 55, 124, 133, 199
	人参養栄湯 にんじんようえいとう	168, 176, 243
は	排膿散及湯 はいのうさんきゅうとう	132, 142, 251
	麦門冬湯 ばくもんどうとう	107, 113, 116, 197
	八味地黄丸（八味丸）はちみじおうがん（はちみがん）	
		37, 63, 84, 90, 92, 107, 133,
		136, 153, 159, 161, 170, 184
	半夏厚朴湯 はんげこうぼくとう	59, 72, 75,
		101, 111, 114, 189
	半夏瀉心湯 はんげしゃしんとう	102, 111, 121,
		124, 128, 188
	半夏白朮天麻湯 はんげびゃくじゅつてんまとう	
		67, 121, 148, 202

ひ	白虎加人参湯	びゃっこかにんじんとう	51, 53, 107, 200
ふ	茯苓飲	ぶくりょういん	102, 105, 221
	茯苓飲合半夏厚朴湯	ぶくりょういんごうはんげこうぼくとう	111, 119, 248
	ブシ末	ぶしまつ	258
	附子理中湯	ぶしりちゅうとう	261
へ	平胃散	へいいさん	227
ほ	防已黄耆湯	ぼういおうぎとう	53, 56, 58, 81, 92, 155, 192
	防風通聖散	ぼうふうつうしょうさん	56, 58, 89, 101, 216
	補中益気湯	ほちゅうえっきとう	48, 53, 58, 62, 63, 64, 69, 72, 81, 87, 129, 136, 162, 176, 204
ま	麻黄湯	まおうとう	42, 71, 196
	麻黄附子細辛湯	まおうぶしさいしんとう	42, 45, 254
	麻杏甘石湯	まきょうかんせきとう	112, 116, 212
	麻杏薏甘湯	まきょうよくかんとう	155, 157, 159, 226
	麻子仁丸	ましにんがん	127, 253
も	木防已湯	もくぼういとう	164, 201
よ	ヨクイニンエキス散・錠	よくいにんえきすさん・じょう	261
	薏苡仁湯	よくいにんとう	151, 155, 162, 210
	抑肝散	よくかんさん	59, 62, 77, 79, 211
	抑肝散加陳皮半夏	よくかんさんかちんぴはんげ	69, 76, 109, 229
り	六君子湯	りっくんしとう	55, 92, 117, 119, 176, 205

立効散	りっこうさん	245
竜胆瀉肝湯	りゅうたんしゃかんとう	132, 225
苓甘姜味辛夏仁湯	りょうかんきょうみしんげにんとう	96, 250
苓姜朮甘湯	りょうきょうじゅつかんとう	159, 161, 170, 249
苓桂朮甘湯	りょうけいじゅつかんとう	67, 76, 85, 86, 89, 114, 121, 148, 203

ろ

六味丸（六味地黄丸）	ろくみがん（ろくみじおうがん）	37, 49, 51, 90, 133, 143, 231

【著者略歴】

入江祥史
いり え よし ふみ

1965 年	長崎市生まれ
1991 年	大阪大学医学部医学科卒業
1995 年	大阪大学大学院医学研究科修了（医学博士）
2000 年	ハーバード大学医学部生理化学センター留学
2003 年	慶應義塾大学医学部東洋医学講座助手
	同病院漢方クリニック医長
2005 年	慶應義塾大学医学部漢方医学講座非常勤講師
2008 年	証クリニック吉祥寺院長

演習問題で学ぶ 漢方薬処方マスター　ⓒ

発　行	2011 年 11 月 25 日	1 版 1 刷
	2014 年 10 月 15 日	1 版 2 刷

著　者　入江祥史
　　　　いり え よし ふみ

発行者　株式会社　中外医学社
　　　　代表取締役　青木　滋
　　　　〒 162-0805　東京都新宿区矢来町 62
　　　　電　　話　　(03) 3268-2701（代）
　　　　振替口座　　00190-1-98814 番

印刷・製本／有限会社祐光　　〈HI・SH〉
ISBN978-4-498-06900-8　　Printed in Japan

JCOPY　＜(社)出版者著作権管理機構 委託出版物＞

本書の無断複写は著作権法上での例外を除き禁じられています．複写される場合は，そのつど事前に，(社)出版者著作権管理機構（電話 03-3513-6969，FAX 03-3513-6979，e-mail: info@jcopy.or.jp）の許諾を得てください．